T0135891

Kohlhammer

Helga Simchen

Verunsichert, ängstlich, aggressiv

Verhaltensstörungen bei Kindern und Jugendlichen – Ursachen und Folgen

Verlag W. Kohlhammer

Zur Autorin:
Dr. med. Helga Simchen war zunächst Oberärztin der Kinderklinik und dann wissen-
schaftlich sowie klinisch in der Kinder- und Jugendpsychiatrie und Neurologie der Medizi-
nischen Akademie Magdeburg tätig. Dort arbeitete sie in enger Kooperation mit dem
Institut für Neurobiologie und Hirnforschung auf dem Gebiet der Aufmerksamkeits-,
Lern- und Leistungs- sowie Verhaltensstörungen bei Kindern und Jugendlichen. In der
ehemaligen DDR galt sie als Spezialistin für die Problematik der hyperaktiven Kinder.
Schwerpunkte waren dabei die Früherfassung von Teilleistungsstörungen (z.B. Legas-
thenie), der Komorbiditäten des Hyperkinetischen Syndroms (HKS) sowie der Tic- und
Tourette-Symptomatik. Im Vorstand der Gesellschaft für Rehabilitation war sie über viele
Jahre als Arbeitsgruppenleiter tätig. Sie hielt Vorlesungen über Kinder- und Jugendpsychia-
trie und Entwicklungsneurologie und hatte einen Lehrauftrag am Institut für Rehabilita-
tionspädagogik. Ihr Arbeitsschwerpunkt waren die neurobiologischen und psychosozialen
Ursachen der Aggressivität bei Kindern und Jugendlichen.
Dr. med. Helga Simchen hat eine abgeschlossene Ausbildung als Facharzt für Kinderheil-
kunde, Kinder- und Jugendpsychiatrie und Neurologie, Verhaltenstherapie und tiefenpsy-
chologische Psychotherapie, Hypnose und Systemische Familientherapie. Der breite Fun-
dus ihres Wissens und die täglichen Erfahrungen aus ihrer Spezialpraxis für ADS und
Teilleistungsstörungen in Mainz verleihen Frau Dr. Simchen eine besondere Befähigung,
über das sehr aktuelle Thema der Ursachen und Folgen von Verhaltensstörungen, deren
Diagnostik und Behandlung zu schreiben. Dabei bilden das soziale Umfeld, der Körper
und die Psyche der Betroffenen immer eine Einheit, die nur als solche erfolgreich behan-
delt werden kann.

1. Auflage 2008

Alle Rechte vorbehalten
© 2008 W. Kohlhammer GmbH Stuttgart
Umschlag: Gestaltungskonzept Peter Horlacher
Gesamtherstellung:
W. Kohlhammer Druckerei GmbH + Co. KG, Stuttgart
Printed in Germany

ISBN 978-3-17-019744-2

Inhalt

Vorwort

„Meine Kindheit war geprägt von ständiger Enttäuschung über mich und die anderen. Warum konnte ich nicht so sein wie sie? Nach außen war ich stark, keiner sollte meine Unsicherheit merken. Innerlich tobte ein kräftezehrender Kampf zwischen Ängsten, Enttäuschung und Streben nach Anerkennung, der mich bis heute beherrscht."

An Menschen, denen es so oder ähnlich geht, an Eltern, Lehrer, Therapeuten, Ärzte und alle Interessenten, die über den Zusammenhang von Verhaltensstörungen in der Kindheit und psychischen Problemen im Erwachsenenalter mehr wissen wollen, wendet sich dieses Buch. Es soll über Ursachen und Behandlungsmöglichkeiten von auffälligem Verhalten im Kindes- und Jugendalter informieren und sich an Erwachsene wenden, die trotz vieler Therapien noch immer an den Folgen ihrer traumatisch erlebten Kindheit leiden und offen für neue Betrachtungsweisen des Zusammenhanges von Ursachen und Folgen bei Verhaltensstörungen sind.

Hinter Aggressivität und Ängsten verbergen sich meist unbegrenzte Verzweiflung und Hoffnungslosigkeit, die täglich gespürten eigenen Grenzen überwinden zu können. Mangel an Anerkennung und Akzeptanz wecken das Gefühl, ein Versager zu sein und nichts zu taugen. Es gibt einen Zusammenhang von veränderter Wahrnehmung, Beeinträchtigung des Selbstwertgefühls und Verhaltensbildung, den dieses Buch vermitteln möchte. Für manchen ist dies eine völlig neue Sichtweise, die erst der technische Fortschritt in den letzten Jahren ermöglichte. Aktuelle neurobiologische Erkenntnisse erlauben eine kausale Behandlung von Verhaltensstörungen im Kindesalter und verhindern damit eine spätere psychische Erkrankung. Für manchen setzt das ein Umdenken voraus, denn Gehirn und Psyche bilden eine Einheit und beeinflussen sich ständig wechselseitig auf biologischer, sozialer und psychischer Ebene.

Ein Kind, das ständig Enttäuschung, Ausgrenzung und Spott erfährt, kann kein Selbstvertrauen entwickeln. Es reagiert verunsichert und wütend auf sich und die anderen. Statt sich auf jeden neuen Tag zu freuen, entwickelt es Ängste und Aggressionen. Es beginnt schließlich seine Umwelt verzerrt und gegen sich gerichtet wahrzunehmen. So gerät dieses Kind in einen Kreislauf, der seine emotionale, kognitive und soziale Entwicklung hemmt. Eine psychisch instabile Persönlichkeit ist die Folge, die sich von allen benachteiligt und ungeliebt fühlt. Ein solches Kind kann seine noch so guten Fähigkeiten nicht ausschöpfen, wenn es keine Hilfe bekommt.

Seine Eltern sind leider viel zu oft mit ähnlichen Problemen aufgewachsen und leiden noch immer an deren Folgen. Um ihrem Kind zu helfen, nehmen sie ihm alle Schwierigkeiten ab und verwöhnen es. Was als positiv empfunden wird, kann für die Entwicklung jedoch sehr negativ sein.

Trotz reichlicher Liebe und Zuwendung von Seiten der Eltern entwickeln einige Kinder Ängste, Aggressionen und andere Verhaltensstörungen. Diese Symptome sind meist nur der Gipfel eines Eisberges, der größte Teil der Problematik verbirgt sich unter der Oberfläche. Wie es im Inneren aussieht, wird von Außenstehenden kaum wahrgenommen.

Bisher wurde vorwiegend nur das sichtbare und deutlich störende Verhalten symptomorientiert behandelt. Noch immer werden Entwicklungs- und Verhaltensstörungen als Folge einer Beziehungsstörung angesehen. Für die Eltern eine Schuldzuweisung, die sie als Fazit ihrer erzieherischen Bemühungen so nicht akzeptieren können und auch nicht sollten. Das trifft auf das Asperger-Syndrom genauso zu wie auf die Borderline-Störung. Beide werden als Beispiele für viele ausführlich beschrieben. Es wird aufgezeigt, wie durch neue Erkenntnisse über deren Ursachen eine bessere und erfolgreichere Behandlung möglich ist. Mit dem Wissen über die Auswirkung einer angeborenen Regulationsstörung auf die Beziehungsgestaltung in Familie und Schule kann vielen Betroffenen frühzeitig geholfen werden, damit ihre Kindheit nicht mehr von Enttäuschungen geprägt wird, die sie über Ängste oder Aggressionen abreagieren.

Eine als traumatisch erlebte Kindheit hinterlässt irreversible Schäden, die den Erwachsenen sein Leben lang begleiten.

Diese Dynamik, die ich immer wieder bei der Behandlung verhaltenssauffälliger Kinder und deren Eltern erfahren habe, muss durchbrochen werden. *Welche Möglichkeiten es dazu gibt und wie verhindert werden kann, dass eine Kindheit zum Trauma wird, darüber soll dieses Buch informieren.*

Mainz, im Herbst 2007   *Dr. med. Helga Simchen*

1 Ängstlich und aggressiv als Kind – psychisch krank als Erwachsener

1.1 Die Kindheit prägt unser Verhalten

Die meisten Kinder und Jugendlichen mit Verhaltensproblemen suchen in ihrem Elternhaus oder in der Schule nach den Ursachen ihrer Unzufriedenheit mit sich selbst, um ihre über Jahre bestehende Hilflosigkeit zu überwinden. Aus Selbstschutz und zur eigenen psychischen Entlastung richten sie gegen andere in ihrem persönlichen Umfeld Schuldzuweisungen.

Bisher wurde, ausgehend von den Thesen der Psychoanalyse, eine von den Eltern ausgehende Beziehungsstörung als Hauptursache für psychische Auffälligkeiten im Kindesalter angesehen. Die Grundlagen dieser Theorie wurden vor gut 100 Jahren von Sigmund Freud formuliert, dessen Konzept auf dem sog. „Ödipus-Komplex" basiert. Dieser sieht, kurz gesagt, in der Rivalität von Mutter und Tochter um die Zuneigung des Vaters und der Rivalität zwischen Vater und Sohn um die Gunst der Mutter die Ursache für die Entwicklung einer gestörten Eltern-Kind-Beziehung mit den verschiedensten Folgen.

Die neurobiologisch orientierte Forschung der letzten Jahrzehnte zeigt jedoch immer deutlicher, dass Beziehungsstörungen durch Verhaltensauffälligkeiten der Kinder und Jugendlichen selbst – in Wechselwirkung mit ihrem häufig ebenfalls verhaltensauffälligen Umfeld – entstehen. Dabei spielt eine „andere" Art der Wahrnehmungsverarbeitung und deren Auswirkungen auf die Entwicklung von Selbstwertgefühl und Sozialverhalten eine wichtige Rolle.

Diese meist angeborene Regulationsstörung erschwert es den Kindern von klein auf, den Anforderungen, die an sie gestellt werden und die sie an sich selbst stellen, gerecht zu werden. Die Betroffenen sind ständigen Enttäuschungen, sowohl im Leistungs- als auch im sozialen Bereich, ausgesetzt. Das vorwiegend erfolglose Streben nach gewünschter Veränderung beeinträchtigt ihr Selbstwertgefühl und Verhalten. Das gezeigte Verhalten irritiert Eltern, Geschwister, Freunde, Klassenkameraden und Lehrer, die es sich nicht erklären können und als gegen sich gerichtet deuten. So entsteht ein Kreislauf, der vom betroffenen Kind keinesfalls so gewollt ist, und bei dem es selbst am meisten unter dem Gefühl der Isolation leidet.

Häufige Aussagen eines betroffenen Kindes lauten: „Alle sind gegen mich!", „Niemand versteht mich!" oder „Mich mag sowieso keiner."

Die Betroffenen entwickeln je nach Veranlagung ängstliche oder aggressive Verhaltensweisen, die ohne Behandlung an Dauer und Intensität zunehmen, bis sie schließlich nicht mehr tolerierbar sind.

1.2   Reaktionen der Umgebung

Durch erzieherische Maßnahmen wie Nichtbeachtung unerwünschter Verhaltensweisen, ständiges Kritisieren, dauerndes Zurechtweisen oder gute Ratschläge („Strenge dich mehr an!", „Es geht schon, wenn du dir mehr Mühe gibst!", „Du kannst es, wenn du willst!" usw.) fühlen sich viele Kinder noch ungerechter behandelt und überhaupt nicht mehr verstanden. Denn ihr Problem ist es gerade, dass ihnen die Änderung des Verhaltens trotz großer Bemühungen ohne Hilfe von außen nicht gelingt.

Manche Kinder reagieren aggressiv, andere mit verschiedenen Ängsten, je nach genetischer Veranlagung und Umwelteinfluss.

Die Ängstlichen geben sich selbst für alles die Schuld, ziehen sich zurück und entwickeln Autoaggressionen. Sie leiden am meisten, was häufig von der Umwelt gar nicht bemerkt wird. Der oberflächliche Betrachter bemerkt wohl ihr introvertiertes Verhalten, ansonsten hinterlassen sie einen angepassten, liebenswerten und unauffälligen Eindruck, solange ihre Fähigkeit zur Kompensation ausreicht. Ist diese erschöpft, führen ihre aufgestauten Emotionen zu unerwartet heftigen Reaktionen, die den Beginn einer schweren psychischen Störung einleiten können.

Die Aggressiven leiden psychisch weniger und geben für ihr Verhalten den anderen die Schuld, was durch den oberflächlichen Wahrnehmungsstil begünstigt wird, ebenso wie durch die Fähigkeit, Unangenehmes auszublenden. So können sie über lange Zeit die Reaktionen der Umwelt auf ihr Verhalten ignorieren oder verdrängen.

1.3   Dauerstress – Ursachen und Folgen

Aggressivität und Ängste als Folgen einer angeborenen veränderten Verarbeitung von Wahrnehmungen können Defizite im Leistungs- und Verhaltensbereich verursachen und so über einen langen Leidensweg zum Kindheitstrauma werden. Je schwerer die Störung der Wahrnehmungsverarbeitung ist, umso stärker wird die Entwicklung der Persönlichkeit beeinträchtigt, deren erste Anzeichen immer Verhaltensauffälligkeiten sind. Sie signalisieren den Beginn

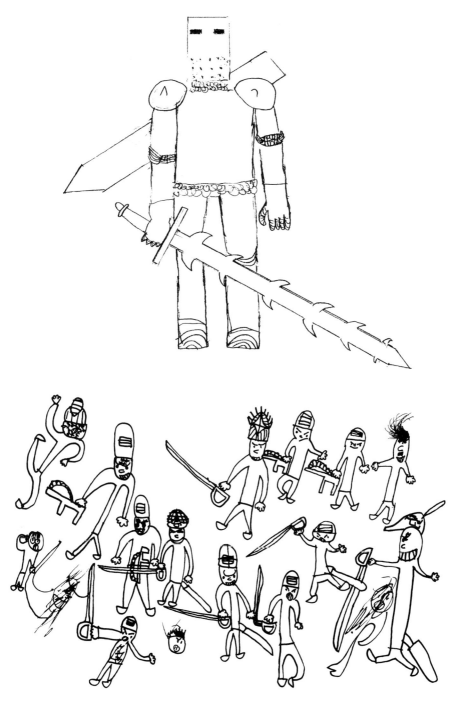

Abb. 1: Von den Eltern mitgebrachte Zeichnungen von Kindern und Jugendlichen, die auf ein Aggressionspotential hinweisen.

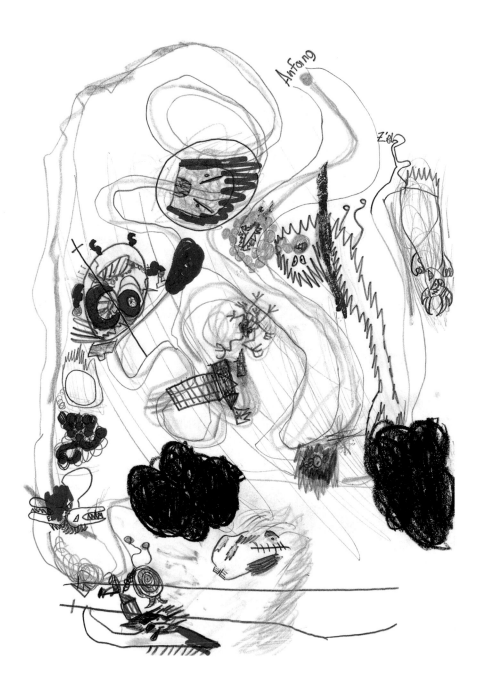

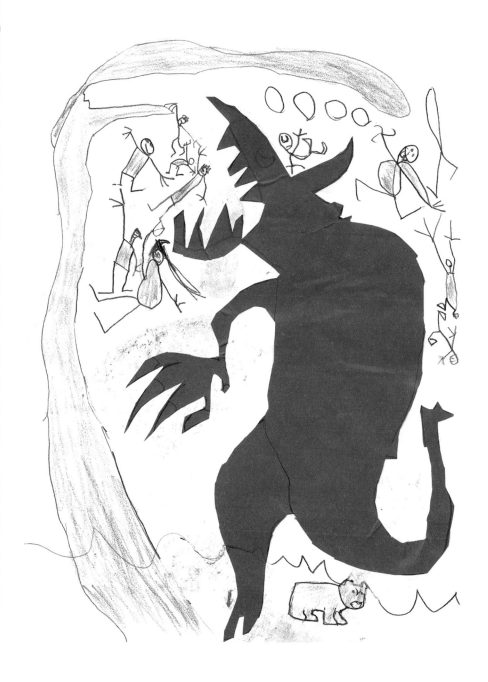

einer psychischen Störung, deren Ursachen beim Kind selbst oder in seinem sozialen Umfeld liegen. Beide beeinflussen sich gegenseitig und lösen im Körper Stressreaktionen aus. Jede schwere und anhaltende psychische Belastung erzeugt Dauerstress, der wiederum Körper und Psyche noch mehr belastet.

Ständige Enttäuschungen beeinträchtigen das Selbstwertgefühl, verunsichern, verursachen Ängste oder Aggressionen – deren Folge eine psychisch instabile Persönlichkeit mit Dauerstress ist. Ein ständig erhöhter Spiegel an Stresshormonen im Blut verringert die Bildung von Serotonin, dem sog. „Wohlfühl- oder Glückshormon", dessen Mangel wiederum zu Ängsten, Zwängen und Depressionen führt.

1.4 Was tun bei mangelhafter Fähigkeit zur Verhaltenssteuerung?

„Auffälliges Verhalten" kann aber auch bedeuten, dass Kinder und Jugendliche eigentlich anders sein wollen, es aber aus vielerlei Gründen nicht können. Diesem Konflikt sind sie hilflos ausgesetzt und erleben ihn als sehr belastend. Meist können sie ihre Probleme nicht verbalisieren, weil sie sie selbst nicht verstehen. Deshalb sollte auffälliges Verhalten möglichst von Beginn an hinterfragt werden. Dazu muss nicht immer gleich ein Therapeut hinzugezogen werden, sondern die Eltern sollten mit den Lehrern und natürlich mit dem Kind nach den möglichen Ursachen suchen. Eltern und Lehrer sollten ihre Kompetenzen und Möglichkeiten, die Kinder im Leistungs- und Sozialverhalten zu beurteilen oder durch entsprechende Maßnahmen deren Verhalten zu beeinflussen, nutzen. Gelingt das nicht, sollte ein Neuropädiater oder ein Neuropsychiater nach den möglichen Ursachen für das veränderte Verhalten befragt werden. Hier muss immer das Ziel sein, die Ursachen zu beseitigen. Da es aber noch viel zu wenige entwicklungsneurologisch ausgebildete Ärzte gibt, brauchen viele Betroffene eine Anleitung zur Selbsthilfe. Bei der Vielzahl der angebotenen Therapien ist es erforderlich, dass sich die Betroffenen zuerst ausführlich über mögliche Ursachen und therapeutische Maßnahmen informieren. Die Selbsthilfegruppen leisten hierbei eine hervorragende Arbeit und sollten neben dem Kinderarzt die ersten Ansprechpartner sein.

1.5 Wann sollte ein Verhaltenstherapeut befragt werden?

Jede Therapie sollte den Betroffenen als Ganzes in seiner biopsychosozialen Einheit sehen und das soziale Umfeld mit einschließen. Bei allen psychischen und psychosomatischen Auffälligkeiten sind die Beeinträchtigung des Selbstwertgefühls und der Leidensdruck der Betroffenen die wichtigsten Parameter für die Schwere der Symptomatik und entscheiden über die Dringlichkeit einer professionellen Hilfe.

Ein gutes Selbstwertgefühl in der Kindheit zu erlangen, ist die wichtigste Voraussetzung für psychische Stabilität im Erwachsenenalter. Das Selbstwertgefühl entwickelt sich in der frühen Kindheit, etwa zwischen dem achten und zwölften Lebensjahr, und ist später nur noch sehr schwer zu verändern, da es viele Denk- und Verhaltensweisen prägt, die sich dann einschleifen. Die Fähigkeit zur Gefühlssteuerung und somit auch zur Steuerung von aggressivem Verhalten ist in ihrer Anlage angeboren. Störungen in diesen Bereichen können schon in den ersten Lebensjahren beobachtet und therapeutisch beeinflusst werden.

Es ist immer die Summe verschiedener Störungen, die die Entwicklung des Kindes traumatisch belasten und professionelle Hilfe erfordern. Eine frühzeitige Behandlung kann helfen, Häufigkeit und Schwere von psychischen und psychosomatischen Erkrankungen zu reduzieren. Hier reicht eine Verhaltenstherapie allein oft nicht aus; eine entwicklungsneurologische und psychiatrische Diagnostik sollte deren Ursachen klären. Dazu dient die Beantwortung folgender Fragen:

- Wie ist der Selbstanspruch des Kindes und wie sind seine Möglichkeiten, ihm gerecht zu werden?
- Wie ist sein Verhältnis zu seinen Eltern, zur Umwelt und umgekehrt?
- Wie ist seine Wahrnehmungsverarbeitung und wie sein Entwicklungsstand?
- Wie sehr leidet es und wie auffällig ist sein Verhalten?
- Was wurde unternommen und warum blieb es erfolglos?

Es ist eine gesamtgesellschaftliche Aufgabe und eine Notwendigkeit, die Frühdiagnostik möglichst vielen Kindern zugänglich zu machen. Denn psychische Erkrankungen nehmen immer mehr zu und werden schon als „Epidemie des 21. Jahrhunderts" bezeichnet. Leider werden ihre ersten Symptome, die schon im Kindesalter zu finden sind, als solche bis heute nur unzureichend bewertet oder fehlinterpretiert.

1.6   Jahrzehnt der Verhaltensstörungen

In den USA wurde der Zeitraum von 2000 bis 2010 zum Jahrzehnt der Verhaltensstörungen erklärt, weil sie ständig an Bedeutung zunehmen und ihre
gesellschaftlichen Folgen noch immer unterschätzt werden. Folgen von Verhaltensstörungen können sein:

- Traumatisierung der Kindheit,
- negativer Einfluss auf die Schulperspektive,
- Reiferückstand in der Persönlichkeitsentwicklung,
- instabile psychische Persönlichkeit mit geringer Belastbarkeit,
- reaktive Fehlentwicklungen,
- psychische und psychosomatische Erkrankungen,
- Suchtpotential für Einnahme von legalen und illegalen Drogen,
- Bildung von Gruppen mit kriminellen Handlungen.

Um Verhaltensstörungen mit diesen möglichen Folgen zu verhindern, muss
das Verhalten der Kinder hinterfragt werden und es muss ihnen geholfen werden, ihre Gefühle, Wahrnehmungen und Reaktionen besser steuern zu können. Von einer ungestörten psychischen Entwicklung hängt nicht nur der Erfolg der Kinder in Schule und Beruf ab, sondern sie ist auch die wichtigste
Voraussetzung, um später den Anforderungen des Lebens gewachsen zu sein.

2 Selbstwertgefühl und Verhalten

„Beobachte dein Kind, wie es sich verhält,
und es zeigt dir, wie es sich entwickeln wird."

2.1 Das Selbstwertgefühl

Mit einem guten Selbstwertgefühl besitzt ein Mensch psychische Stabilität und die Gewissheit, den Anforderungen des Lebens gewachsen zu sein. Ein gutes Selbstwertgefühl ist das Wichtigste, was wir unseren Kindern auf ihren Lebensweg mitgeben können und in das viel investiert werden sollte. Als Voraussetzung für eine psychische Stabilität bestimmt es heute mehr denn je den Erfolg in der Schule, im Beruf, in der Bewältigung des ganzen Lebens und ist eine Grundbedingung für psychische Gesundheit. Die Weltgesundheitsorganisation (WHO) schreibt dieser psychischen Komponente einen großen Wert in der Definition des Begriffes Gesundheit zu:

„Gesundsein bedeutet nicht nur Freisein von Krankheiten, sondern den Zustand völligen körperlichen, geistigen und sozialen Wohlbefindens."

Das Selbstwertgefühl wird definiert als „ein wohl gefügtes Selbst, in welchem die verschiedenen Selbstaspekte dynamisch zu einer harmonischen Ganzheit organisiert sind" (Kernberg, 1975). Solche Selbstaspekte einer jeden Person sind: Willenskraft, Antrieb, Interesse, Motivation, Anstrengungsbereitschaft, Entscheidungsfähigkeit, Gefühlstiefe sowie die Möglichkeit, die vorhandenen Fähigkeiten optimal anwenden und genießen zu können.

> Das Bewusstsein vom eigenen Selbst als eine sich wiederholende positive Erfahrung durch Anerkennung vom sozialen Umfeld und der Zufriedenheit mit eigenen Erfolgen hat einen ungemein großen Stellenwert in der Persönlichkeitsentwicklung.

Ein schlechtes Selbstwertgefühl mit wenig Selbstvertrauen, anhaltender Verunsicherung, sich wiederholenden Enttäuschungen und psychischen Belastungen kann psychische Störungen verursachen. Diese rangieren nach den Herz-Kreislauf-Erkrankungen auf Platz 2 aller Krankheiten und beginnen fast immer mit Verhaltensauffälligkeiten in der Kindheit. Doch dieser Zusammenhang wird noch zu wenig beachtet, beginnende psychische Störungen werden

zu spät diagnostiziert und einzelne Symptome mit den verschiedensten therapeutischen Strategien behandelt, ohne nach deren Ursache zu fahnden. Dadurch vergeht kostbare Zeit, weil die Symptome wechseln können und die eigentliche Ursache unerkannt bestehen bleibt.

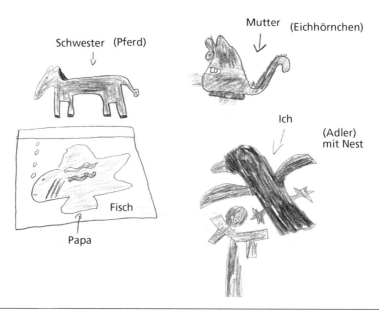

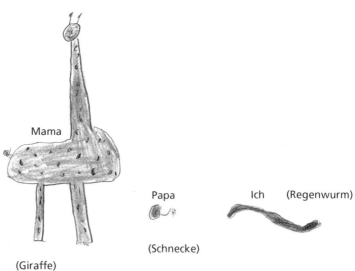

Abb. 2: Kinder zeichnen sich und ihre Familie in Tiergestalt. Den Zeichnungen
kann man erste Informationen über das Selbstwertgefühl entnehmen und
darüber, wie das Kind sich und die anderen in seiner Familie wahrnimmt.

Die noch immer vorherrschende Meinung, dass die Hauptursache für Verhaltensauffälligkeiten eine Beziehungsstörung zu einem oder beiden Elternteilen ist, wird zunehmend durch die Ergebnisse der aktuellen neurobiologischen Forschung widerlegt. Diese Beziehungsstörungen sind meist nicht Ursache, sondern die Folge des auffälligen Verhaltens des Kindes. Je stärker dieses von der Norm abweicht, umso wahrscheinlicher sind solche Beziehungsstörungen.

2.2 Kindliches Verhalten

Im Folgenden sollen einige Beispiele aus der Praxis demonstrieren, wie das Kind mit seinem Verhalten Aussagen über seine innere Befindlichkeit und damit über sein Selbstwertgefühl macht.

Andreas, 6 Jahre alt

Andreas ist ein 6-jähriger Junge, der bald eingeschult wird, aber nicht in die Schule gehen möchte. Sich ängstlich an die Mutter klammernd, wird er in die ärztliche Sprechstunde gebracht. Er versteckt sich hinter seiner Mutter, die berichtet, dass seine Kindergärtnerin ihn nicht für schulfähig hält und er selbst immer wieder erklärt, nicht in die Schule gehen zu wollen. In der Sprechstunde lehnt er über mehrere Sitzungen hinweg jede Mitarbeit ab. Auch im Kindergarten, zu Hause und in der Ergotherapie ist Andreas z.B. nicht zum Malen zu bewegen und ist motorisch eher ungeschickt. Mit Fremden spricht er ungern, aber im Kindergarten ist er lebhaft, oft laut und manchmal auch aggressiv. Dort nimmt er eher eine dominante Rolle ein. Mit Kritik oder Zurechtweisungen kann er schlecht umgehen. Er ist sehr sensibel, motzt und läuft häufig weg mit der Bemerkung: „Immer ich!" Zu Hause ist er fast unauffällig und nur fremden Kindern gegenüber sehr zurückhaltend.

Andreas ist sehr wissbegierig, interessiert sich für Tiere und hört gern Geschichten, aber am liebsten spielt er mit seinem Gameboy. Dagegen hat er keine Lust zu zeichnen oder zu malen.

Wir beziehen seine ältere Schwester, die sehr gut mit ihm umgehen kann, in die Behandlung mit ein und bitten sie, mit ihrem Bruder zu malen, was ihr auch nach einiger Zeit gelingt. Aus den mitgebrachten Zeichnungen lässt sich eine deutliche Störung in der Fein- und Visuomotorik erkennen. Die weitere Diagnostik ergibt ein Aufmerksamkeitsdefizitsyndrom mit deutlicher Beeinträchtigung in der Wahrnehmungsverarbeitung bei sehr hoher Intelligenz, aber schlechtem Selbstwertgefühl.

Andreas erkennt seine Schwächen, die er auch durch Üben nicht beseitigen kann, und reagiert darauf mit Verweigerung. Die begründet er damit, „dass er in der Schule bestimmt sowieso sitzen bleibt, weil er nicht schreiben kann". Er hat Schwierigkeiten mit dem Schreiben, hält den Stift mit den ersten vier Fingern krampfhaft fest, drückt viel zu sehr auf und führt ihn mit dem Unterarm.

Dabei kann er keine Linien einhalten und nach kurzer Zeit schmerzt seine Hand.

Erst eine Behandlung der Ursache bessert seine Probleme – inzwischen besucht er mit gutem Selbstbewusstsein die 5. Klasse des Gymnasiums und gehört zu den besten Schülern.

Marcus, 17 Jahre alt

Marcus ist ein 17-jähriger Jugendlicher, der schwarz gekleidet, mit vielen schwarzen Tattoos und einem lila Haarteil in die Praxis kommt. Seine Schulleistungen sind schlecht und zu Hause macht er, was er will. In seiner reichlichen Freizeit hat er sich einer Gruppe „Gleichgesinnter" angeschlossen. Er berichtet über seine Gruppe, dass es „ganz normale Jugendliche und junge Erwachsene" seien, die, wie er, mit sich und der Gesellschaft unzufrieden seien. In der Gruppe würden sie vor allem reden, rauchen und in Maßen Alkohol trinken, aber aggressive oder kriminelle Handlungen ablehnen.

Aus den weiteren Gesprächen ergibt sich, dass Marcus eine Schwäche in Mathematik hat, deshalb keine Zulassung zum Abitur erhielt und das Gymnasium verlassen musste. Danach sah er für sich keine schulische Perspektive mehr. Zu Hause hält man ihn für „faul", weil er in der Grundschule zwar gut, aber nur sehr langsam rechnen konnte. Niemand versteht sein Versagen in Mathematik und er verliert immer mehr die Lust am Lernen. Anerkennung findet er schließlich in seiner Gruppe, die ihm Struktur und Halt gibt. Hier herrschen feste Regeln, die er bisher nicht kannte. Bei seinen Kumpels gilt er als zuverlässig und klug und er genießt aufgrund seines Wissens und seiner kreativen Ideen das Vertrauen der anderen, die sich oft bei ihm Rat und Hilfe holen. Er bezeichnet sich selbst als den „Sozialhelfer" seiner Gruppe.

Die Untersuchung von Marcus ergibt, dass seine Schwäche in Mathematik nur der „Gipfel" seiner Probleme ist. Marcus hat wenig Selbstvertrauen, reagiert überempfindlich, hat einen hohen Selbstanspruch und eine ausgeprägte Frustrationsintoleranz. Trotz seiner sehr guten Intelligenz hat er keine altersgerechte Einstellung zu Pflichten entwickelt und denkt ausgeprägt nach einem Schwarz-Weiß-Schema („einmal schlechte Noten – immer schlechte Noten").

Seine Schwäche in Mathematik als Teilleistungsstörung weist auf eine beeinträchtigende Störung in der Wahrnehmungsverarbeitung hin. Durch die Behandlung seiner Wahrnehmungsstörung konnte er nach einem Praktikum eine Fachhochschule besuchen und will später in der Mediengestaltung arbeiten.

Manuela, 13 Jahre alt

Manuela geht in die 7. Klasse einer Realschule, deren Besuch bei ihr Ängste auslöst. Häufig klagt sie morgens über Bauchschmerzen und Übelkeit, die mittags verschwunden sind. Ihre Schulleistungen sind gut, irgendwelche Probleme sind den Eltern nicht bekannt, jedenfalls spricht sie nicht darüber. Zu ihren Freundinnen bestehen zunehmend weniger Kontakte. Die besorgte Mutter erkundigt sich bei der engsten Freundin, die meint, dass Manuela „so anders geworden sei", man könne „gar nicht mehr mit ihr sprechen, ohne dass sie gleich alles auf sich bezieht". Den Lehrern fällt nichts auf – Manuela war schon immer eine sehr ruhige Schülerin. Die Schulpausen verbringt sie mit ihrer Freundin und am Unterricht beteiligt sie sich wenig.

Wegen des Verdachts auf psychosomatische Beschwerden wird Manuela in der ärztlichen Praxis vorgestellt. Sie macht einen selbstbewussten Eindruck, meint, ihr „fehle nichts" und die Beschwerden am Morgen würden „sicher wieder vorübergehen". „Morgen" könne sie „mit Sicherheit wieder in die Schule gehen". Dies verspricht sie immer wieder, aber es gelingt ihr nur selten.

Nach einigen Diagnostikstunden stellt sich heraus, dass Manuela in der Schule gemobbt wird, weil sie anders reagiert als erwartet, die anderen ihre Unsicherheit spüren und sie sich nicht adäquat verteidigen kann Sie hatte schon immer Probleme, sich zu behaupten, ärgert sich schnell, und reagiert kleinkindhaft. Durch ihr unsicheres und steuerungsschwaches Verhalten verliert sie leicht die Kontrolle über ihr Handeln. Das veranlasst die anderen erst recht, sie zu provozieren, worauf sie wiederum überempfindlich reagiert.

Als Kleinkind wurde Manuela von ihrer Mutter sehr verwöhnt. Seit dem zweiten Schuljahr, in welchem Manuela schon einmal den Schulbesuch verweigerte und als deren Ursache eine „Schulphobie" diagnostiziert und behandelt wurde, bemüht sich ihre Mutter, die Überbehütung durch Anleitung zur Selbständigkeit zu ersetzen.

Die Ursache der jetzigen Problematik mit Schulangst, schlechtem Selbstwertgefühl, unzureichender emotionaler Steuerung und mangelnder sozialer Kompetenz könnte möglicherweise ein Aufmerksamkeitsdefizitsyndrom ohne Hyperaktivität sein.

Jonas, 19 Jahre alt

Jonas, ein begabter 19-jähriger Student, beginnt nach einem sehr guten Abitur ein anspruchsvolles Studium, versagt aber am Ende des ersten Studienjahres in allen Prüfungen, was für ihn und seine Familie eine Katastrophe ist. Er droht, das Studium abzubrechen, da er glaubt, auch die Wiederholungsprüfungen nicht zu schaffen.

In der Schule brauchte Jonas nie viel zusätzlich zu lernen, da er viel aus dem Unterricht im Kopf behalten konnte. Die Schule mit ihrer Struktur formulierte täglich klare Anforderungen, die er ohne Schwierigkeiten erfüllte, was sich auf der Universität schlagartig änderte. Er freundete sich mit einem Mädchen an, dem er seine ganze Zeit widmete, Partys feiern wurde zu seiner Hauptbeschäftigung. Bei seinen Freunden war er aufgrund seiner kreativen und klugen Art beliebt, aber an Lernen dachte er nicht.

Seine Eltern wollten, dass er sein Studium erfolgreich abschließt und verstanden nicht, wie aus dem einst so ehrgeizigen und fleißigen Jugendlichen ein „Herumtreiber" werden konnte, wie sie ihn immer häufiger nannten. Um der Kontrolle der Eltern zu entgehen, möchte Jonas zu seiner Freundin ziehen, doch das erlauben wiederum die Eltern nicht und es entwickelt sich ein kleiner Familienkrieg.

In der Sprechstunde werden die Ursachen für Jonas' „Fehlverhalten" analysiert: Jonas fehlte im Studium die feste Struktur der Schule. Nach dem Abitur fühlte er sich kräftemäßig „ausgelaugt" und fiel in eine Antriebslosigkeit. Er genoss jetzt Erfolge und Anerkennung im sozialen Bereich, was weniger Kraft, aber viel mehr Zeit beanspruchte und Spaß machte. Aus Angst, die Anerkennung der Gruppe und die Freundin zu verlieren, wurde sein Studium für ihn zur Nebensache.

Trotz seiner sehr guten Begabung bestand ein Reiferückstand in der Persönlichkeitsentwicklung und es fehlte ihm zeitüberschaubares Denken, eine feste Lebensperspektive und eine altersgerechte Einstellung zu Pflichten.

Bei einem nun ansetzenden intensiven Lernplan stellte sich heraus, dass er Schwierigkeiten bei der Konzentration und der Merkfähigkeit hatte. Wenn er mehrere Seiten las, behielt er den Inhalt nicht und glitt in Gedanken immer wieder ab. Da er nicht rauchte und auch kein „Gras" inhalierte, wurde nach weiteren Ursachen gesucht, z. B. ein ADS, das bisher durch seine sehr hohe Intelligenz kompensiert wurde.

Zur Ursachenfindung sollten bei anhaltender oder zunehmender Problematik, die sich trotz intensiver Anstrengung der Betroffenen nicht bessert, folgende Bereiche in entwicklungsgeschichtlich vorgegebener Reihenfolge untersucht werden: Veranlagung, Entwicklung, Erziehung, soziales Umfeld, Selbstwertgefühl, Verhalten, soziale Kompetenz, altersentsprechende Reife in der Persönlichkeitsentwicklung sowie psychische Befindlichkeit. Ist einer dieser Teilbereiche erheblich und dauerhaft beeinträchtigt, beeinflusst er alle übrigen Bereiche.

Das bedeutet aber auch, dass jede erwünschte Verhaltensänderung beim Kind eine Verhaltensänderung seines sozialen Umfeldes erfordert. Kein Kind oder kein Jugendlicher kann wie ein Werkstück zu einer Reparatur dem Therapeuten übergeben werden, weil es oder er nicht mehr funktioniert. Die Familie, das soziale Umfeld, die Geschwister und die Schule müssen nach Möglichkeit in die Therapie mit einbezogen werden.

2.3 Die Verhaltensbildung

In den ersten Lebensjahren überwiegen die genetischen Faktoren für die Verhaltensbildung, die die Reaktionen des Kindes beeinflussen. Das Verhalten wird über eine Vielzahl von Genen vererbt und modelliert sich unter aktiver Einflussnahme des sozialen Umfeldes. Das Verhalten kann sich lebenslang nur in einem vorgegebenen Rahmen verändern, der schon in den ersten Lebensjahren festgelegt wird.

Aus der Wechselwirkung zwischen kindlichem Verhalten und der Reaktion des sozialen Umfeldes, vorrangig natürlich der Eltern, können Verhaltensauffälligkeiten entstehen, die die Eltern verunsichern. Die Eltern und das soziale Umfeld beeinflussen durch die Änderung ihres Verhaltens auch das Verhalten des Kindes. Dieses wiederum beeinflusst das Verhalten der Eltern – eine Wechselwirkung, die sowohl vom Kind als auch von den Eltern ausgehen kann. Die Folge ist dann eine Beeinträchtigung der Beziehung zwischen dem Kind und seinen Eltern, was zu einer Beziehungsstörung führen kann, deren Ursache bisher meist nur bei den Eltern gesucht wurde.

Eine angeborene Regulationsstörung in der Wahrnehmungsverarbeitung verändert die Reaktion des Kindes auf seine Umwelt. Darauf reagieren wiederum seine Eltern mit einer Änderung ihres Verhaltens. Aus dieser Wechselwirkung kann sich unter ungünstigen Bedingungen eine gestörte Eltern-Kind-Beziehung entwickeln, deren Ursache primär das Verhalten des Kindes ist.

Mit zunehmendem Alter wird das Verhalten immer mehr vom sozialen Umfeld geformt, wobei sich die wesentlichsten Verhaltensmerkmale etwa bis zum sechsten Lebensjahr ausbilden. Das bedeutet aber auch, dass es umso schwieriger ist, eine Änderung des Verhaltens zu erreichen, je älter das Kind oder der Jugendliche ist. Deshalb ist Frühförderung im kognitiven und sozialen Bereich für eine altersentsprechende Persönlichkeitsreife mit gutem Selbstwertgefühl und sozialer Kompetenz von großer Wichtigkeit.

Was beeinflusst die Entwicklung des Verhaltens?

- Die genetische Voraussetzung mit den verschiedensten angeborenen Fähigkeiten und manchmal auch Defiziten,
- ein intaktes Zentralnervensystem als Voraussetzung für eine gute Qualität der Wahrnehmung und deren unbeeinträchtigte und realitätsgerechte Verarbeitung. Verhalten entsteht im Kopf und wird von dort gesteuert. Ein intaktes Nervensystem ermöglicht eine angemessene Reaktion auf Reize,
- die Vorbildwirkung der Bezugspersonen, die zum Kind eine warme, tragfähige Beziehung aufbauen, soziale Normen vermitteln und Grenzen setzen,
- Förderung und Anerkennung des sozialen Umfeldes, um Motivation zum Lernen zu wecken und Selbstvertrauen aufzubauen,
- die Erziehung (Vermittlung von sozialen Normen und erwarteten Verhaltensweisen),
- die Vermittlung bestimmter Fähigkeiten, z. B.
  - Selbststeuerung des eigenen Verhaltens und Kontrolle eigener Reaktionen,
  - Wahrnehmung, Erfassung und Deutung der Körpersprache anderer,
  - ausreichende sprachliche Fähigkeiten, um sich adäquat verständigen zu können.

Verhalten wird vor allem über die Fähigkeit zur Selbststeuerung charakterisiert. Auffälliges Verhalten geht einher mit Impulsivität, Rückzug und Regression, Ziellosigkeit, emotionaler Steuerungsschwäche mit Ängsten und Aggressionen, die an Intensität und Dauer die Toleranzschwelle der Umgebung überschreiten, wobei die Beurteilung dieser Schwelle immer subjektiv, milieubedingt und länderabhängig sein wird.

> Verhaltensstörungen bei Kindern weisen auf den Beginn einer beeinträchtigten Entwicklung hin, an deren Ende Selbstunsicherheit mit psychischer Labilität und mangelhaftes Selbstbewusstsein mit unzureichender sozialer Kompetenz stehen können.

2.4   Selbstwertgefühl und soziale Kompetenz

Was bedeutet es, über soziale Kompetenz zu verfügen?

- In sozialen Situationen selbstsicher zu reagieren,
- sich bei der Teilnahme an Gesprächen unter Kontrolle zu haben,
- angstfrei und aufgeschlossen Kontakte zu knüpfen und aufrecht zu erhalten,
- sozial angepasst eigene Ziele zu erreichen,
- eigene Entscheidungen mit Bedacht zu treffen,
- psychisch stabil und aufgeschlossen den Anforderungen zu entsprechen,
- sich von anderen abgrenzen und seine Meinung vertreten zu können.

Was sind die Zeichen einer unzureichenden sozialen Kompetenz?

- Die Unfähigkeit, Forderungen zu stellen und sozial angepasst seine Interessen zu vertreten,
- sich nicht von anderen abgrenzen, „nein" sagen und keine berechtigte Kritik äußern können,
- Probleme beim Herstellen sozialer Kontakte und bei deren Aufrechterhaltung,
- unter Angst vor eigenen Fehlern und öffentlicher Beachtung leiden.

Die Entwicklung einer guten sozialen Kompetenz wird im Wesentlichen vom Selbstwertgefühl bestimmt. Beide beeinflussen sich gegenseitig.

Ein gutes Selbstwertgefühl entwickelt sich:

- Auf der Grundlage einer für die Entwicklung positiven genetischen Veranlagung,
- durch die täglichen Erfahrungen, die jeder macht, sammelt und für sich auswertet,

- durch Anerkennung und Akzeptanz, die man von Gleichaltrigen und Autoritätspersonen bekommt,
- über Intensität der Einflussnahme auf das Denken und Handeln der anderen,
- durch Erfüllung der an sich selbst gestellten Aufgaben.

> Kinder und Jugendliche mit einem guten Selbstwertgefühl sind sozial eingebunden, haben Freunde, sind glücklich, mit sich zufrieden, offen und kritisch anderen gegenüber, robust und wissen sich vor geistigen, seelischen und körperlichen Angriffen zu schützen und können Grenzüberschreitungen abwehren.

Ein gutes Selbstwertgefühl entwickelt sich vor allem über die Reaktionen von Personen außerhalb der Familie. In der Familie erfährt das Kind normalerweise von Anfang an Liebe und Anerkennung. Kinder, die sich in der Familie und im sozialen Umfeld abgewertet und ungerecht behandelt fühlen, suchen außerhalb der Familie vermehrt nach Anerkennung und Zuwendung.

Kinder und Jugendliche mit einem schlechten Selbstwertgefühl gelten als schwach, denn sie sind ängstlich und unsicher im Handeln, haben keine eigene Meinung, sind schnell beeinflussbar, sind schnell hilflos, haben wenig Selbstvertrauen, sind leicht reizbar und zu empfindlich, wenig selbständig, abhängig von anderen und werden häufig Opfer von Mobbing.

Was führt zu einem positiven Selbstwertgefühl?

- Erfolg,
- Anerkennung,
- Selbstvertrauen,
- Motivation,
- Optimismus,
- innere Stärke,
- die Richtigkeit des eigenen Handelns,
- die Fähigkeit, erfolgreich Aufgaben und Probleme lösen zu können,
- soziale Kompetenz.

Was wirkt negativ?

- dauernde Misserfolge,
- ständig sich wiederholende Enttäuschung trotz Anstrengung,
- fehlende Anerkennung,
- negative Kritik und Ablehnung,
- innere Verunsicherung,
- Gefühl des Versagens,
- Selbstzweifel,
- Versagensängste,
- Rückzug und Isolation.

In der Schulkarriere von Kindern mit auffälligen Verhaltensstörungen werden immer wieder folgende Entwicklungsstufen beschrieben:

1. *Im Kleinkindalter*: völlig unauffällig, „ein Sonnenschein", pflegeleicht, aber leichte Auffälligkeiten wie verzögerte Sprachentwicklung, ist nicht gekrabbelt, hat häufig „gemotzt".

2. *Im Kindergarten*: wenig Förderung der motorischen und sozialen Fähigkeiten, hat nicht gern gemalt oder gebastelt, mangelnde Gruppenfähigkeit, störendes Verhalten mit Mangel an Aufmerksamkeit und Konzentration besonders im Stuhlkreis.

3. *In der Schule*: Probleme beim Erlernen des Rechnens, Schreibens oder Lesens, oberflächliches oder zu langsames Arbeiten, fühlt sich schnell ungerecht behandelt, Chaos am Arbeitsplatz oder im Zimmer mit Unfähigkeit, Ordnung zu halten, ständiger Streit mit den Geschwistern, stundenlanges Diskutieren, häufiges Vergessen von Hausaufgaben, Regeln werden nicht eingehalten, schlechtes Schriftbild.

4. *In der Freizeit*: großer Bewegungsdrang, wenig Freunde, Probleme mit dem Anfangen von Hausaufgaben, Üben und Lernen bringen nicht den erwünschten Erfolg, fehlende Anerkennung, sehr empfindlich gegenüber Kritik, leicht gekränkt, fühlt sich ständig unverstanden, abgelehnt und ausgegrenzt, innere Verunsicherung mit Versagensängsten und Selbstzweifeln, oppositionell bedingte Verweigerungshaltung mit Aggressionen oder Rückzug bei ängstlich-depressivem Verhalten und starken Stimmungsschwankungen.

5. *Im Jugendalter*: Verweigerung von Hausaufgaben, Regelverstöße, Schulausschluss infolge aggressiven und impulsiven Verhaltens oder Schulverweigerung wegen psychosomatischer Beschwerden und massiver Ängste, frühes Rauchen, Bevorzugung aggressiver Computerspiele und gewalttätiger Filme. Spätes oder unpünktliches nach Hause Kommen. Uneinsichtigkeit, Erpressung und Bedrohung von Eltern und Geschwistern.

> Selbstwertgefühl und soziale Kompetenz sind ein Maßstab sowohl für eine erfolgreiche Erziehung als auch für eine gute Therapie und für seelische Gesundheit.

Jede Therapie, die mit den Worten beschlossen wird: „Meine therapeutische Behandlung ist beendet, jetzt muss am Selbstwertgefühl des Kindes oder des Jugendlichen gearbeitet werden", sollte hinterfragt werden. Denn eine Therapie hat nur einen Sinn, wenn sie hilft, das Selbstwertgefühl zu verbessern. Das erfordert eine Behandlung von Ursachen, denn eine Behandlung von Symptomen wirkt meist nur vorübergehend und kann zum Symptomwechsel, zu Begleit- oder Folgeerkrankungen oder zu einem Rückfall führen, der das Selbstwertgefühl erneut belastet.

3 Verhaltensauffälligkeiten

3.1 Die neurologischen Ursachen der Verhaltensbildung

Wenn man nach den Ursachen für auffälliges Verhalten fahndet, muss man

- nach angeborenen Störungen in der Wahrnehmungsverarbeitung suchen,
- die Lern- und Leistungsfähigkeit überprüfen,
- die Fähigkeit zur Gefühlssteuerung beurteilen und
- den Einfluss des sozialen Umfeldes erkunden.

Eine angeborene Regulationsstörung in der Reizverarbeitung ist die häufigste Ursache für Verhaltensauffälligkeiten in den ersten Lebensjahren. Durch die Schwellensenkung reagiert der Organismus empfindlicher auf Stress und durch seine veränderte und zu starke Reaktion auf psychische und soziale Belastungen reichen die ausgebildeten Bewältigungsstrategien nicht mehr aus. Es kommt bei den Betroffenen zur dauerhaft erhöhten Verletzlichkeit bei emotionalen und sozialen Konflikten. Das psychische Gleichgewicht ist gestört, das Nervensystem ist stressanfälliger und die Reaktionen sind unangemessen stark und nicht steuerbar.

Aus einer anfänglichen Verhaltensauffälligkeit wird nach und nach eine Verhaltensstörung.

Personen mit gutem Selbstbewusstsein und guter sozialer Kompetenz haben selten in der Kindheit unter einer angeborenen Regulationsstörung gelitten. Sie profitieren im Alltag von ihren Fähigkeiten und verfügen über ausreichende Bewältigungsstrategien. Sie reagieren sozial angepasst auf psychische Belastungen und Konflikte, ohne seelischen Schaden zu nehmen. Für ihr angepasstes Verhalten ernten sie Respekt und Anerkennung, was sie bewusst genießen können.

Verhaltensauffälligkeiten können die Folgen unzureichend vorhandener Bewältigungsstrategien bei einer angeborenen veränderten Wahrnehmungsverarbeitung sein.

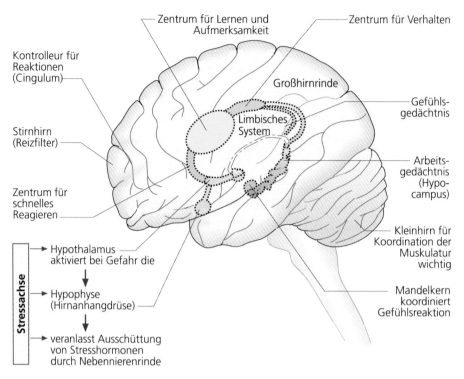

Abb. 3: Zentren im Gehirn, die für die Verhaltensbildung wichtig sind

Ist die Zusammenarbeit der verschiedenen Zentren der Wahrnehmungsverarbeitung gestört, so sprechen wir von einer Hemmung der sensorischen Integration, was soviel bedeutet wie eine ungenaue und zu langsame Verarbeitung aller im Gehirn ankommenden Reize. Das heißt aber auch, dass ein Abruf von gespeicherten Wahrnehmungen, sei es vom Wissens- oder Gefühlsgedächtnis, nicht schnell genug erfolgt. Ein sofortiger Rückgriff auf bereits gemachte Erfahrungen gelingt nicht mit Sicherheit.

3.2 Wichtige Gehirnbereiche für die Verhaltensbildung

a) *Der Reizfilter*
Im vorderen Teil des Stirnhirns werden alle aus der Peripherie eintreffenden Reize gefiltert, die Nebengeräusche ausgeblendet und nur die Wahrnehmungen, auf die sich unsere Aufmerksamkeit gerade richtet, nach ihrer Wichtigkeit bewertet und als bioelektrische Reize zum Arbeitsgedächtnis

weitergeleitet. Dadurch ist ein konvergentes themenzentriertes Denken möglich. Wir können uns auf etwas ganz Bestimmtes konzentrieren und unsere Aufmerksamkeit über einen längeren Zeitraum aufrechterhalten, weil wir nicht durch Nebengeräusche oder andere Wahrnehmungen abgelenkt werden.

Eine Reizfilterschwäche führt zur Überlastung des Arbeitsgedächtnisses.

b) *Das Arbeitsgedächtnis*

Das Arbeitsgedächtnis sammelt alle eintreffenden Wahrnehmungsreize, sortiert und ordnet sie den unterschiedlichen Zentren zu. Ist das Arbeitsgedächtnis bereits überlastet, werden nur Teile der ankommenden Wahrnehmungen aufgenommen und gespeichert, der übrige Teil geht verloren.

c) *Die Gedächtnisbahnen*

Auf den Gedächtnisbahnen gelangen die Wahrnehmungsreize auf den jeweils schnellsten und kürzesten Wegen, d.h. ohne Zeit- und Informationsverlust vom Arbeitsgedächtnis zu den entsprechenden Gehirnzentren. Diese Leitungsbahnen bilden sich in der frühen Kindheit aus und sind für ein schnelles Reagieren und Abrufen von Wissen und Erfahrungen unbedingt erforderlich. Sind sie zu wenig ausgebildet, gelangen die Wahrnehmungsreize auf Umwegen und verspätet zu den Zentren. Hier ist dann die Umstellungs- und Reaktionsfähigkeit beeinträchtigt. Gemachte Erfahrungen sind zwar abrufbar, aber oft viel zu spät verfügbar und damit wenig nutzbringend.

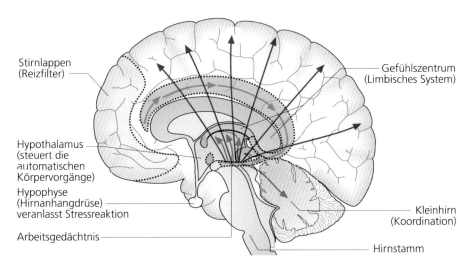

Abb. 4: Das Arbeitsgedächtnis als Zentrum der Informationsverarbeitung.
    grün: vorwiegend Dopamin als Reizüberträger
    gepunktet: vorwiegend Noradrenalin als Reizüberträger
    blau: vorwiegend Serotonin als Reizüberträger
    lila: mehrere Botenstoffe sind an der Weiterleitung der bioelektrischen Impulse vom Arbeitsgedächtnis zu den entsprechenden Gehirnzentren beteiligt

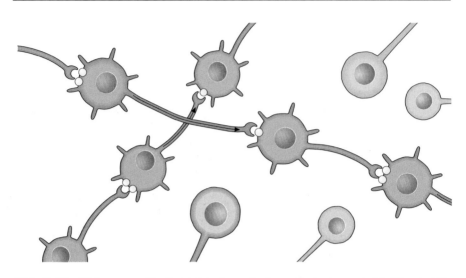

Abb. 5: Die Bildung von Gedächtnisbahnen (schematisch dargestellt). Sie sind für schnelles Reagieren und Handeln erforderlich. Je nach Stärke der Beanspruchung können sich Nervenzellen durch Zellausstülpungen miteinander verbinden (rot). Nervenzellen, die keine bioelektrischen Reize erhalten (blau), gehen zugrunde. Botenstoffe (gelb) im synaptischen Spalt.

d) *Eine genetisch bedingte Transporterstörung*
   Bei einer Störung der Transportfunktion stehen in den Schaltstellen (Synapsen) die Botenstoffe nicht ausreichend zur Verfügung. Das bedeutet, dass die Weiterleitung der bioelektrischen Reize hier verlangsamt oder gar unterbrochen und das Verhältnis der Botenstoffe untereinander gestört ist.

e) *Unzureichende Speicherkapazitäten*
   Wenn nicht genügend Speicherkapazitäten vorhanden sind, besteht in den betroffenen Gehirnzentren ein Mangel an funktionstüchtigen Nervenzellen. Das kann angeboren sein oder die Folge von einem Mangel an Reizen, bei dem nicht beanspruchte Nervenzellen zugrunde gehen. Bei einer massiven Reizleitungsstörung können Teile des Gehirns, die nicht ständig ausreichend aktiviert werden, an Größe verlieren. So fand man z.B. bei der Untersuchung der Gehirne von verstorbenen Analphabeten deutlich weniger spezialisierte Nervenzellen in den entsprechenden Zentren.

f) *Ein zu stark verzweigtes Netzwerk von Nervenzellen*
   Durch unzureichende Reizfilterung und schlecht ausgebildete „Gedächtnisbahnen" erfolgt die Weiterleitung der Reize diffus. Sie erreichen auf Umwegen, auf Nebenbahnen, verspätet oder unvollständig die entsprechenden Zentren, kurze Gedächtnisbahnen fehlen. Das bewirkt den sog. divergenten Denkstil, viele Gedanken erschweren ein themenzentriertes Arbeiten, störende Nebengedanken lenken vom Thema ab. Dieses reizoffene Leitungssystem erschwert die Konzentration, verringert die Merkfähigkeit und verhindert somit erfolgreiches Lernen (vgl. Abb. 6 b).

Abb. 6:
Neuronale Vernetzung (schematisch dargestellt)
Gehirnquerschnitt:
a) Normale Vernetzung bei guter Reizfilterung. Die Gedächtnisbalken für schnelles Reagieren und Handeln können sich gut ausbilden, eine Automatisierung ist möglich.
b) Filterschwäche, diffuse Vernetzung. Eine schnelle Informationsbearbeitung ist nicht möglich.

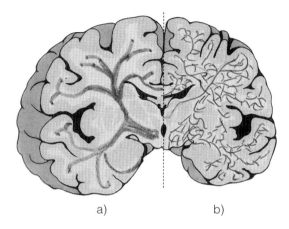

a)   b)

g) *Botenstoffmangel*
Ein Mangel an Botenstoffen hat zur Folge, dass die Weiterleitung der unterschiedlichsten Wahrnehmungen nicht schnell genug oder gar nicht möglich ist. So führt Dauerstress zum Mangel an Serotonin, aber zur Vermehrung von Noradrenalin. Rauchen erhöht den Dopaminspiegel und wirkt dadurch entspannend. Ausdauersport erhöht den Serotoninspiegel, um nur die bekanntesten Möglichkeiten zur Beeinflussung des Verhältnisses der Botenstoffe untereinander zu nennen.

Diese Störungen können zusammen bzw. jede für sich die Verarbeitung der unterschiedlichen Sinnesreize auf neurobiologischer Ebene und damit die psychische Befindlichkeit, Lern- und Leistungsfähigkeit, motorische Fertigkeiten sowie das Verhalten beeinträchtigen, und das von Geburt an, je nach Schwere des Betroffenseins.

3.3 Kriterien zur Verhaltensbeurteilung

Was sind die verschiedenen Kriterien, die in ihrer Summe das Verhalten charakterisieren?

- *Die Art der Bewegung*
  lebhaft/langsam, rasch/träge, unruhig/ausgeglichen, hastig/gehemmt, zielgerichtet/ungerichtet, bewegungsarm/ ungeschickt, ängstlich/unsicher, umtriebig, ungebremst
- *Die Art der Reaktion*
  offen/gehemmt, spontan/scheu, angepasst/unangepasst, ausgeglichen/reizbar, sicher/unsicher, erregt/teilnahmslos, stumpf, gekränkt, motzig, steuerungsschwach
- *Die Stimmung*
  heiter/missmutig, situationsgerecht, schwingungsfähig

- *Das Spielverhalten*
  ausdauernd, interessiert, gestaltungsfähig, geschickt, selbständig, dominant, unstet, gleichgültig, abwartend, gestaltungsarm, ungeschickt, Hilfe bedürftig, spielt vorwiegend allein, kann sich in eine Gruppe eingliedern
- *Das Verhalten anderen Kindern gegenüber*
  kontaktfreudig, zurückhaltend, ablehnend, freundlich, hilfsbereit, bestimmend, gutmütig, reizbar, aggressiv, unverträglich, spricht nicht mit den Kindern
- *Das Verhalten Erwachsenen gegenüber*
  situationsgerecht, angepasst, kommt den Aufforderungen nach, offen, hilfsbereit, zugewandt, klammert, zärtlichkeitsbedürftig, kleinkindhaft, imitiert Babysprache, distanzlos, aufdringlich, oppositionell, verweigernd
- *Die Sprache*
  altersgerechter Wortschatz und Satzbildung, deutliche Aussprache, grammatikalisch richtig, spricht in wohlgeformten Sätzen, spricht nicht in fremder Umgebung, stammelt, stottert, Probleme bei der Aussprache der S-Laute oder anderer Konsonanten, geringe Äußerungsbereitschaft, Rededrang
- *Die Sprechweise*
  laut/leise, flüsternd, langsam/schnell, übersprudelnd/stoßweise, undeutlich
- *Reaktionen auf Verbote*
  einsichtig/uneinsichtig, vernünftig, reagiert rasch, verzögert, nicht nachhaltig beeindruckt, gekränkt, trotzig, eigensinnig, verweigert, provoziert, leugnet
- *Die Schlafeigenschaften*
  rasches/verzögertes Einschlafen, fester/leichter Schlaf, ruhig/unruhig, Durchschlafen/häufiges Erwachen, Schlafstellung, Schlafgewohnheiten: rhythmisches Schaukeln, Daumenlutschen, nächtliches Aufschreien, Sprechen im Schlaf, Schlafwandeln

Nur die Summe vieler störender Eigenschaften, die über mehrere Wochen bestehen bleiben, an Intensität zunehmen und sich durch erzieherische Maßnahmen nicht beeinflussen lassen, kann Ausdruck einer funktionellen Störung sein.

3.4 Wenn auffälliges Verhalten zur Verhaltensstörung wird

Der Übergang vom auffälligen Verhalten zur Verhaltensstörung ist fließend, aber nicht zufällig. Er vollzieht sich kontinuierlich und ist meist milieu- und/oder anlagebedingt vorprogrammiert.

Bei der Suche nach den Ursachen von Verhaltensstörungen sollte immer zuerst mit dem Kind oder dem Jugendlichen über seine Problematik gesprochen werden. Die Betroffenen bemerken ihr verändertes Verhalten selbst und haben dafür die verschiedensten Erklärungen parat, die Eltern, Lehrern oder Therapeuten wichtige Hinweise geben können. Wenn die eigenen Strategien zur Verhaltensänderung nicht greifen, reagieren die Betroffenen mit Enttäuschung und Verunsicherung, was sie noch auffälliger werden lässt. Das Kind leidet zunehmend darunter, dass es gern anders sein möchte, es ihm aber nicht gelingt. Darauf reagiert es ängstlich mit Rückzug oder aggressiv mit Opposition. Es beginnt, die Schuld für seine Probleme, bei sich oder anderen zu suchen und diese als unabänderlich hinzunehmen. Die Reaktion in Form von Resignation wird von den Außenstehenden lange übersehen oder als entwicklungsbedingt gedeutet, bis sich „plötzlich und unerwartet" eine unübersehbare Verhaltensstörung ausgebildet hat. Diese wäre dann vermeidbar gewesen, wenn man die ersten Symptome nicht übersehen hätte, sondern sie als einen wichtigen Hinweis auf eine beginnende Störung in der Entwicklung gewertet hätte.

> Verhaltensstörungen spiegeln die Persönlichkeit und das Selbstwertgefühl wider.

Ein gutes Selbstwertgefühl gibt jedem Kind den unerschütterlichen Glauben an seine eigene Leistungsfähigkeit und die Überzeugung, den geforderten Aufgaben gewachsen zu sein. Diese Gewissheit vom eigenen Können ist die Voraussetzung dafür, Misserfolge verarbeiten und sich trotzdem immer wieder neu motivieren zu können. Ein gutes Selbstwertgefühl kann auch verhindern, dass aus vorübergehenden Verhaltensauffälligkeiten eine manifeste Verhaltensstörung wird.

Mit dem Ziel, Erfolge zu haben, Anerkennung zu bekommen und mit sich zufrieden zu sein, beginnt jedes Kind seine Schullaufbahn. Nur Erfolge motivieren, dauernde Misserfolge hingegen führen zur Resignation.

Die Gewissheit, etwas, was man nicht kann, durch Üben erlernen zu können, schafft Selbstvertrauen in die eigene Leistungsfähigkeit. Dieses Erfolgserlebnis bleibt für die Kinder aus, die trotz massiver Anstrengungen immer wieder erfahren, dass sie es „dennoch" nicht können.

Wie verschieden der hier beginnende, ganz individuell verlaufende Leidensweg sein kann und wie man diesen Kindern und Jugendlichen hätte helfen können, wenn man „ihre Sprache", die über ihr Verhalten zu uns spricht, richtig verstanden hätte, das belegen immer wieder die biographischen Daten.

In ihrem Verhalten sind diese Kinder affektlabil, leicht reizbar, überempfindlich, distanz- und kritikgemindert und demonstrativ „selbstbewusst" bis überheblich. Durch ihre oppositionelle Verweigerungshaltung kommt es zu Hause schnell zur Eskalation, ebenso in der Schule, wo sie in eine Außenseiterposition geraten, mit der sie sich resignativ abfinden oder aber sehr aggressiv agieren. Leider sind diese Kinder oder Jugendlichen dann pädagogisch kaum mehr zu erreichen.

Aus ihrer Unzufriedenheit suchen sie über verschiedene „Selbstbehandlungen" einen Weg, um in ein psychisches Gleichgewicht zu kommen, wodurch sie aber schnell in eine Abwärtsspirale mit negativer Perspektive geraten können.

3.5 Beispiele aus der täglichen Praxis

Abbildung 7 zeigt ein von den Eltern zum ersten Vorstellungstermin mitgebrachtes Beiblatt zum letzten Jahreszeugnis als Beispiel für oppositionelles Verhalten des Sohnes. Die Mutter bekam von der Schule den Auftrag, den Jungen in eine Verhaltenstherapie zu bringen, um ihm aus seinen Schwierigkeiten herauszuhelfen, aber das Auflisten und Sammeln von Fehlverhaltensweisen in der Schule kann keinesfalls der richtige Weg sein.

Beiblatt zum Jahreszeugnis

Florian vergisst sehr oft, seine Hausaufgaben anzufertigen. Er hatte an folgenden Tagen keine Deutsch- bzw. Mathematikaufgaben (D- bzw. Ma-HA) vorgezeigt:

10.08.2000	ohne Ma-HA
18.08.2000	ohne D-HA
22.08.2000	ohne Ma-Materialien (Heft und Buch)
23.08.2000	ohne D-Heft
25.08.2000	ohne D-HA
30.08.2000	ohne Ma-Buch
31.08.2000	zum Teil ohne D-HA und ohne Ma-Buch
05.09.2000	ohne Ma-HA
06.09.2000	ohne Ma-HA
07.09.2000	ohne D-HA und D-Buch
19.09.2000	zum Teil ohne Ma-HA
18.10.2000	ohne Ma-HA
19.10.2000	ohne Ma-HA und zum Teil ohne D-HA
20.09.2000	ohne Ma-HA und ohne Ma-Regelheft
19.10.2000	zum Teil ohne Ma-HA
26.10.2000	ohne D-HA
03.11.2000	ohne Ma-HA
07.11.2000	ohne Ma-HA
10.11.2000	zum Teil ohne Ma-HA
15.11.2000	ohne Ma-HA
17.11.2000	ohne Ma-HA
01.12.2000	zum Teil ohne Ma-HA
06.12.2000	ohne D-HA
07.12.2000	ohne D-HA und ohne Ma-HA
08.12.2000	ohne D-HA
12.12.2000	ohne Ma-HA
13.12.2000	ohne Ma-HA

15.12.2000	ohne Ma-HA
11.01.2001	zum Teil ohne D-HA
12.01.2001	ohne Ma-HA
17.01.2001	zum Teil ohne D-HA
18.01.2001	ohne D-HA
07.02.2001	ohne D-HA
08.02.2001	ohne D-HA
09.02.2001	ohne D-HA und zum Teil ohne Ma-HA
15.02.2001	ohne Ma-HA und ohne D-HA
16.02.2001	zum Teil ohne Ma-HA
21.02.2001	ohne Ma-HA
14.03.2001	ohne D-HA und ohne Ma-HA
21.03.2001	ohne D-HA
27.03.2001	ohne Ma-HA
30.03.2001	ohne D-HA und ohne Ma-HA
03.04.2001	ohne Erdkundehausaufgabe
26.04.2001	ohne Ma-HA
02.05.2001	ohne D-HA
03.05.2001	zum Teil ohne D-HA
04.05.2001	ohne D-HA
09.05.2001	ohne D-HA
11.05.2001	ohne Ma-HA
14.05.2001	ohne D-HA
15.05.2001	ohne Erdkundehausaufgabe

Florian erhielt dadurch sechsmal eine 6 in Mathematik und fünfmal eine 6 in Deutsch! Er weigerte sich, eine Aufgabe in Erdkunde abzugeben.

Des Weiteren erhielt Florian folgende Klassenbucheinträge wegen Nichteinhaltung der allgemeinen Klassen- und Schulregeln:

11.08.2000	Florian stört den Projektunterricht.
23.08.2000	Florian beschädigt mit einem Tennisball einen Teil der Deckenbeleuchtung im Klassenzimmer; er schmeißt Steine auf ein Fenster während der großen Pause; er spuckt Papierkügelchen an die Decke im Klassenzimmer.
27.10.2000	Florian weigert sich am Erdkundeunterricht teilzunehmen.
31.10./07.11.2000	Florian hält sich nicht an die Anweisungen der Klassenlehrerin und stört den Unterricht beim Nachsitzen.
21.11./05.12./14.12.2000	Florian hat seine Sportkleidung vergessen.
14.12.2000	Florian stört massiv den Unterricht (macht ununterbrochen Geräusche).
19.01.2001	Florian benimmt sich vorlaut gegen die Lehrkraft.
26.04.2001	Florian stört andauernd den Unterricht.
18.05.2001	Florian weigert sich am Projektunterricht mitzuarbeiten.
06.06.2001	Florian schmeißt in der Pause mit Steinen um sich. Florian stört massiv den Deutschunterricht!

Abb. 7: Zeugnisbeiblatt

Julian, 8. Klasse, Hauptschule

Die Ursache für Julians Probleme ist ein ADS ohne Hyperaktivität, das lange nicht erkannt wurde. Der intellektuell überdurchschnittlich begabte Junge war in den vier Grundschuljahren wenig auffällig, versagte aber auf dem Gymnasium trotz anfänglicher Anstrengung. Seine Lehrer und Eltern vermuteten, dass er überfordert wäre, weil er in Rechtschreibung und Mathematik schlechte Leistungen zeigte. Er wurde daraufhin als wenig anstrengungsbereit und faul eingestuft, was Julian selbst nicht als Ursache für sein „Versagen" ansah. Seine Mitschüler auf dem Gymnasium fanden ihn anfangs „cool", d. h. vor allem seine Rolle als „Klassenkasper", im weiteren Verlauf wurde er aber von ihnen abgelehnt und ausgegrenzt. Er wechselte auf die Hauptschule, wo er die Lehrer und Mitschüler durch sein impulsives, launisches und rechthaberisches Verhalten provozierte. Anfangs hatte er einige freundschaftliche Kontakte, die aber wegen Julians anstrengender und unberechenbarer Art nicht lange hielten.

Julians Eltern leben seit Jahren getrennt und zu seinem Vater besteht kein Kontakt mehr. Bis vor zwei Jahren wurde Julian von seiner Mutter sehr verwöhnt, die ihm keine Grenzen setzen konnte, so dass er bekam, was er wollte. Inzwischen leidet seine Mutter jedoch unter seinen Erpressungen und Forderungen, weil diese immer anspruchsvoller werden. Eine vor Jahren empfohlene Behandlung mit Stimulanzien wurde von der Mutter abgelehnt. Julian hatte nur mehrere Jahre Ergotherapie und Nachhilfeunterricht und inzwischen verweigert er jegliche Hilfeangebote.

Leider wird auch dieser Lebensweg, wie der von etlichen Jugendlichen nicht so verlaufen, wie es sich die Mutter wünscht. Er hätte anders verlaufen können, wenn die Ursache der beginnenden Problematik früher erkannt und eine konsequente Erziehung kombiniert mit einer entsprechenden Behandlung rechtzeitig erfolgt wäre.

Marc-Eric, 16 Jahre

Marc-Eric wird von seinen Eltern in die Sprechstunde gebracht und bleibt draußen im Wartezimmer, weil er nur unter der Bedingung mitgekommen ist, dass er nichts zu sagen oder zu machen braucht. So spreche ich mit den Eltern, die Folgendes berichten:

Marc-Eric ist ein Einzelkind und er konnte sehr zeitig laufen und sprechen. Bis er in die Schule kam, war er ein zufriedenes, „sonniges" Kind, das allen nur Freude bereitete. In der Schule begannen seine Probleme mit dem Schreibenlernen, dem Einhalten von Linien und Kästchen. Er vergaß viel und benötigte von der Lehrerin immer eine Extraaufforderung. Wenn etwas nicht gelang, wurde er schnell wütend und verweigerte die Weiterarbeit. Als er in der 2. Klasse war, vermutete seine Lehrerin bei ihm zum ersten Mal eine Wahrnehmungsstörung. Den Eltern war bis dahin kaum etwas aufgefallen, was darauf hindeutete. Er überhörte manchmal etwas, besonders beim Spielen und war vergesslich. In den Kindergarten war Marc-Eric nicht gern gegangen und da seine Mutter nicht berufstätig war, konnte er meistens zu Hause bleiben.

Wegen der vermuteten Wahrnehmungsstörungen wurde der Junge einer Psychologin vorgestellt. Die Psychologin fand keine Auffälligkeiten bei ihm und versicherte den Eltern, dass der Junge die Schule „ganz normal" durchlaufen würde. In der dritten Klasse kam es dann zu erheblichen Problemen im Rechnen und im Lernen. Das Gelernte wurde sehr schnell vergessen, Rechnen ging nur sehr langsam mit Hilfe der Finger. Hausaufgaben wurden zum Problem, das mit Tränen und Motzen einherging. Marc-Eric bekam zwei Jahre Ergotherapie und mehrere Jahre Nachhilfe in Mathematik. So schaffte er mit viel Unterstützung den Realschulabschluss. In seiner Freizeit beschäftigte er sich mit Medien – Spielen, Actionfilmen und später mit Internetkontakten. Sport und Spiele, wo er sich anstrengen musste oder gar verlieren konnte, lehnte er ab. Er bekam eine Lehrstelle als Landschaftsgärtner, aber schon nach drei Tagen praktischer Tätigkeit weigerte er sich, zur Arbeit zu gehen. Als die Eltern auf die Weiterführung der Ausbildung bestanden, drohte er, sich umzubringen, und schließlich meldeten die Eltern ihn dort ab.

Danach war Marc-Eric nicht zu bewegen, eine andere Lehre zu beginnen oder eine Schule zu besuchen. Die Eltern holten sich bei vielen Ärzten und sozialen Einrichtungen Rat, aber keiner konnte helfen, weil Marc-Eric alles ablehnte. Er blieb am liebsten zu Hause. Langsam begannen die Eltern nun doch, am Verhalten ihres Sohnes zu zweifeln, von dem sie bisher geglaubt hatten, es sei pubertätsbedingt gewesen.

Wie kann Verhaltensstörungen entgegengewirkt werden?
Zwischen Eltern und Kind sollte eine emotional warme und tragfähige Beziehung bestehen, die sich auf ein Urvertrauen gründet.

- Das Kind muss spüren, dass es sich bei Bedarf immer auf seine Eltern verlassen kann und diese ihm auch glauben.
- Die Eltern sollten das Vertrauen der Kinder nicht enttäuschen. Jeder macht mal Fehler, aber man kann sich danach auch bei den Kindern entschuldigen.
- Kinder dürfen an ihren Eltern selbstverständlich angemessen Kritik üben.
- Eltern sollten früh mögliche Defizite in der Entwicklung erkennen.
- Beide Eltern sollten im Erziehungsstil möglichst übereinstimmen.
- Sie sollten sich ständig informieren, was ihre Kinder tun und wer ihre Freunde sind.
- Es muss in der Familie verbindliche Regeln geben, deren Nichteinhaltung Konsequenzen hat.
- Die Eltern sollten die Interessen ihrer Kinder fördern und angemessen auch Forderungen stellen.
- Das Arbeiten nach dem Lustprinzip sollte weder vorgelebt noch toleriert werden.
- Es sollte nichts vom Kind verlangt werden, was die Eltern selbst nicht einhalten.
- Erziehung erfolgt in erster Linie durch Vorbildwirkung und erst in zweiter Linie durch Reden.

- Probleme der Kinder sollten taktvoll und nicht abwertend thematisiert werden, damit die Eltern den Kindern Lösungsvorschläge machen können.
- Gute Leistungen sollten gelobt und anerkannt werden, während Fehlverhalten zunächst nicht beachtet und später besprochen werden sollte.
- Niemals sollte körperlich gestraft werden, da das Kind dadurch ängstlich oder wütend gemacht wird.

3.6 Konkrete Hilfen frühzeitig einsetzen

Solchen Jugendlichen wie Marc-Eric ist nur noch bedingt zu helfen. Wenn es gelingt, sie aus dem häuslichen Milieu zu holen und sie sich auf ein Verhaltenstraining in einer Gruppe mit der Vermittlung sozialer Normen einlassen, haben sie eine gute Chance, ihr Leben zu verändern. Zuerst sollte man ihnen zeigen, über welche Fähigkeiten sie eigentlich verfügen und wie sie diese erfolgreich anwenden können. Das verbessert ihr Selbstwertgefühl und weckt Vertrauen, das aber auch als wichtigste Grundlage für eine von den Jugendlichen gewollte Veränderung nie enttäuscht werden sollte. Erst dann kann gemeinsam mit ihnen Schritt für Schritt an der Verbesserung ihres sozialen Reiferückstandes gearbeitet werden. Eine solche Therapie ist am besten in einer stationären Einrichtung durchzuführen, wo sich professionelle Therapeuten diesen Jugendlichen mit viel Verständnis und Erfahrung annehmen. Gelingt das nicht, beginnen die Jugendlichen sich selbst zu behandeln, was möglichst vermieden werden sollte. Denn:

Alkohol, Rauchen von Haschisch, Rückzug, evt. weitere Drogen, Internet-Sucht, Opposition und Verweigerung der Schule sind die häufigsten Mittel zur Selbstbehandlung, die der psychischen Entlastung dienen, um Ängste und Selbstwertkrisen erträglicher zu machen.

Es wäre die weitaus bessere Lösung, dem Kind oder Jugendlichen – noch bevor es zur oppositionellen Verweigerungshaltung kommt – von Seiten der Eltern und des sozialen Umfeldes zu helfen, und zwar durch:

- Eltern, die verständnisvoll, gerecht und konsequent erziehen, auf die Kinder und Jugendliche sich immer verlassen können,
- Setzen klarer Grenzen, die Kinder und Jugendliche benötigen und von deren kontrollierter Einhaltung sie profitieren,
- rechtzeitige Suche nach möglichen Ursachen von Verhaltensauffälligkeiten und deren Beseitigung,
- Vorbildwirkung der Eltern im Umgang mit Problemen und deren Lösung,
- Signalisieren von Verständnis für Verhaltensauffälligkeiten und gleichzeitigem Hilfeangebot für deren Beseitigung,

- das Vorhandensein einer Vertrauensperson, eines Vertrauenslehrers, eines Coaches, eines Mitschülers als Stütze im sozialen Umfeld,
- einen Freundeskreis, der Stabilität gibt und zuverlässig ist,
- sportliche Aktivitäten mit Anbindung an eine Gruppe,
- Hobbys, die Erfolge vermitteln und so das Selbstwertgefühl bessern,
- Vermitteln einer Perspektive und einer realistischen Lebensplanung,
- eine Gesellschaft, die den Kindern und Jugendlichen Entwicklungsmöglichkeiten gibt, ihnen Hilfsangebote macht für eine sinnvolle Freizeitgestaltung z. B. mit Interessengemeinschaften, qualifizierter und erschwinglicher Nachhilfe, organisierten Schülerpatenschaften sowie Gemeinschaftskundeunterricht mit Vermittlung sozialer Verhaltensnormen,
- pädagogische Hilfen bei Ausgrenzung, Mobbing oder Schulausschluss.

Als Beispiele sollen im Folgenden die Schicksale der beiden Jungen Max und Jakob beschrieben werden. Die beiden zeigen ein ähnliches Verhalten, aber ihre Entwicklung nimmt einen gänzlich unterschiedlichen Verlauf:

Beide Jungen haben eine Impulssteuerungsschwäche. Sie reagieren schnell und unüberlegt, lassen sich provozieren, wehren sich mit Worten oder mit Schlägen. Jeder Versuch, sich zu ändern, misslang ihnen bisher. Beide besitzen eine hohe Intelligenz, vergessen aber oft ihre Hausaufgaben. Sie besuchen die 5. Klasse verschiedener Hauptschulen. In der Schule sind sie für alle Lehrer eine Belastung, sie stören den Unterricht, für die Mitschüler sind sie der „Schwarze Peter", der immer schuldig ist bei Streichen und auch immer erwischt wird.

Max wächst in einer Großfamilie auf und wird von der Großmutter über alles verwöhnt. Er bekommt von klein auf alle Wünsche erfüllt, kennt keine Pflichten oder Grenzen. Was die Eltern verbieten, darf er bei den Großeltern.

Jacob wächst mit drei Geschwistern auf, hat eine Mutter, die wenig konsequent sein kann. Der Vater hält sich aus der Erziehung raus.

Beide Jungen sind durch ihr Verhalten für ihre Schulen eine große Belastung, ihre Lehrer bestehen auf eine Behandlung.

In beiden Fällen ergab die Untersuchung als Ursache für ihr Verhalten ein ADHS.

In dessen Behandlung wurden die Lehrer mit einbezogen und über den Verlauf informiert. Die Klassenlehrerin und die Eltern von Max konnten anfangs eine medikamentöse Behandlung nicht akzeptieren. Sie glaubten, eine Verhaltenstherapie allein müsste reichen. Erst als eine Ausschulung drohte und Max in ein Internat für verhaltensauffällige Kinder sollte, stimmten die Eltern einer medikamentösen Behandlung zu, von der aber die Lehrer weiterhin nichts hielten. Max dagegen konnte sein Verhalten mit Hilfe der Medikamente besser steuern, wollte sich ändern und unbedingt auf der Schule bleiben. Seine Eltern und Großeltern änderten ihren Erziehungsstil. Gemeinsam stellten sie Regeln und Pflichten auf und kontrollierten deren Einhaltung. Nur in der Schule ließen die Mitschüler nicht zu, dass sich Max ändern wollte. Sie provozierten noch mehr und ärgerten ihn so lange, bis er wieder wie früher reagierte. Da die Lehrer viele Störer in der Klasse hatten, fühlten sie sich überfordert und waren nicht mehr bereit, an eine Besserung des Verhaltens von Max zu glauben, was sie ihm auch täglich zu verstehen gaben. Ein Schulwechsel gelang den Eltern nicht, so dass Max ausgeschult wurde. Er kam in ein Internat, was er eigenmächtig verließ, da er sich dort nicht verstanden fühlte. Er bekam dann vom Jugendamt eine sonderpädagogische Maßnahme bewilligt zur Wiedereingliederung in die Schule. Eine kostenintensive Maßnahme, die hätte vermieden werden können.

Er litt weiterhin sehr darunter, dass er die Schule verlassen musste, obwohl andere genauso störten. Er wollte sich ändern, was ihm keiner glaubte und seine Mitschüler hinderten ihn daran. Er fühlte sich ungerecht behandelt und bestraft.

Jacob dagegen, der anfangs genauso aggressiv und überschießend reagierte, dessen Eltern aber einer medikamentösen Behandlung gleich zustimmten, konnte sich seinen Mitschülern gegenüber durchsetzen und sein Verhalten ändern. Er wurde von den Lehrern dabei unterstützt. Die Schule gab ihm die Möglichkeit, die Pausen in der Schulbibliothek zu verbringen und bei der Annahme und Ausgabe von Büchern zu helfen. Dadurch konnten Konflikte in der Pause vermieden werden und Jacob konnte sich im Verhalten stabilisieren. In der Klasse saß er vorn in der Nähe der Lehrer, die darauf achteten, dass Jacob nicht von seinen Klassenkameraden provoziert wurde. Seine Klassenkameraden wurden von den Lehrern angewiesen, ihn in Ruhe zu lassen und sein Bemühen, sich ändern zu wollen, zu unterstützen.

3.7 Erwartetes Verhalten

Das Selbstwertgefühl entwickelt sich aus einer Summe von Erfahrungen, die jeder Mensch im Laufe seiner Entwicklung macht. Das Bewusstwerden des eigenen Selbst beginnt schon im ersten Lebensjahr durch angeborene und genetisch verankerte Fähigkeiten, die sich nach dem Muster der Vorfahren entwickeln. Etwa um den fünften Lebensmonat endet die symbiotische Phase der totalen Abhängigkeit des Kindes von seiner Mutter. Von nun an nimmt die enge Mutter-Kind-Bindung immer mehr ab und die Entwicklung der individuellen Persönlichkeit beginnt durch die Reifung des Zentralnervensystems mit den motorischen und geistigen Fähigkeiten. Schon am Ende des ersten Lebensjahres beginnt das Kind selbständig zu werden, es entwickelt seinen eigenen Willen und beginnt, eigene Entscheidungen zu treffen. Für die junge Mutter ist das eine Herausforderung, weil jetzt die Erziehung beginnen sollte mit einem klaren Ja oder Nein den Forderungen des Kindes gegenüber. Manchmal kommt es dabei auch zu Missverständnissen, Eltern und Kind müssen dann voneinander lernen.

Wie die Mutter von Florian, der mit einem Jahr und sechs Monaten den ersten Schnee und die erste Schlittenfahrt erlebte. Seine Mutter nahm den kleinen Plastikschlitten unter den Arm und beide liefen zu einem Hügel. Florian genoss das Laufen im weichen Schnee. Wenn er hinfiel, stand er sofort wieder auf und lief weiter. Am Hügel angekommen, fuhr er juchzend und allein im Plastikschlitten den kleinen Abhang herunter. Unten wurde er von seiner Mutter in Empfang genommen. Ein herrliches Erlebnis für beide.

Am nächsten Tag versprach die Mutter, wieder mit ihm Schlittenfahren zu gehen. Florian freute sich. Die Mutter glaubte, dem Jungen mit einem richtigen, etwas größeren Schlitten noch mehr Freude zu machen. Sie wollte zu einem Berg gehen, um mit Florian zusammen herunterfahren zu können. Florian wurde angezogen, auf den Schlitten gesetzt und den weiteren Weg bis zum Berg gezogen. Endlich dort angekommen, sollte nun die Abfahrt mit dem Schlitten beginnen. Aber Florian wollte um keinen Preis mit diesem Schlitten den Berg hinunterfahren und schon gar nicht mit der Mutter. Er schrie, machte sich steif und verlangte nach der „Poporutsche" und „alleine fahren". Er ließ sich überhaupt nicht beruhigen, alle Versuche, ihn auf den Schlitten zu setzen, missglückten. Er wollte auch nicht nach Hause gehen, sondern „Poporutsche" fahren. Der Nachhauseweg wurde für beide eine Prozedur, Florian schrie, protestierte und motzte. Das war sicher für beide eine Lehre. Seine Mutter konnte erstmalig ihre erzieherischen Fähigkeiten testen im Umgang mit ihrem motzenden Sohn, aber auch lernen, sich in die Denkweise ihres Kindes zu versetzen.

Von nun an bemühte sie sich, solche Reaktionen gar nicht erst aufkommen zu lassen. Passiert es doch, verhält sie sich immer in gleicher Weise: ruhig, gelassen aber konsequent.

Florian erfährt, wie die Mutter auf sein Verhalten reagiert, und lernt, diese Reaktion auch zu akzeptieren.

3.8 Verhaltensbesonderheiten in der frühen Kindheit

a) Das motzende Kind

Auffällig starkes Trotzen ist oft das erste Anzeichen einer emotionalen (Gefühls-)Steuerungsschwäche. Wenn das Kind dadurch sein Ziel erreicht, kann es sich automatisieren und an Stärke zunehmen.

Pädagogisch richtiges Verhalten beim trotzenden Kind:

- Anlässe vermeiden,
- Konsequenz in der Erziehung von Anfang an – bei inkonsequenter Erziehung lernt das Kind, seinen Willen über die Trotzreaktion durchzusetzen,
- Nichtbeachten der Reaktion und erneutes Durchsetzen der Forderung, immer wieder,
- dem Kind nach dem Trotzen gleichmütig und gleichgültig begegnen,

- Förderung des Willens beim Kind: Fremdwillen zum eigenen Willen machen, damit das Kind das Gefühl der freien Entscheidung hat und sich nicht eingeengt fühlt,
- Erziehungsgrundsatz: Konsequenz in grundsätzlichen Fragen und Freizügigkeit in Kleinigkeiten.

b) Der „Wegbleiber" – respiratorische Affektkrämpfe

Eine stark ausgeprägte und impulsive Steigerung des Motzens sind die respiratorischen, d.h. atmungsbedingten Affektkrämpfe. Sie kommen nur im Kleinkindalter vor und setzen eine gewisse Veranlagung voraus. Wenn diese Kinder sich erschrecken oder sehr wütend werden, setzt bei ihnen kurz die Atmung aus. Sie beginnen nach Luft zu ringen, ihr Schreien wird plötzlich unterbrochen. Dabei kann es, was aber nur ganz selten geschieht, auch einmal zur kurzen Ohnmacht kommen. Nach wenigen Sekunden wird dieser „Anfall" mit einem tiefen Atemzug beendet. Diese respiratorischen Affektkrämpfe sind selten, sie treten oft personen- oder ortsgebunden auf und entsprechen einer massiven Protesthaltung in der Trotzphase. Nach dem vierten Lebensjahr sollten sie nicht mehr auftreten. Sie sind in dieser Form harmlos, obwohl sie durch ihre Intensität die Eltern erschrecken können. Sie nicht beachten, nimmt ihnen die Bedeutung und veranlasst beim Kind einen Strategiewechsel. Schaden am Gehirn hinterlassen sie nicht, denn wenn der CO_2-Gehalt im Blut zu hoch wird, erfolgt über die Reizung des Atemzentrums sofort ein tiefer Atemzug, mit dem die Atmung wieder einsetzt.

3.9 Richtiges Verhalten erlernen

Sind die organischen Voraussetzungen vorhanden und erfolgt eine entsprechende Erziehung, lernt ein Kind, sein Verhalten zu steuern, da es so mehr Lob und weniger Ärger bekommt. Denn das soziale Umfeld hat den größten Einfluss auf seine Entwicklung und die Ausbildung seines Selbstwertgefühls.

Hat ein Kind eine gewisse Reife erreicht, will es seine Fähigkeiten ausprobieren und damit Erfolge und Anerkennung genießen. Spielen allein reicht ihm dann nicht mehr, sein Lerntrieb fordert mehr. Deshalb ist es nicht immer die richtige Empfehlung, ein Kind, das lernen will, aber Probleme in der Feinmotorik oder im Sozialverhalten hat, ein Jahr später einzuschulen, wenn in diesem Jahr keine gezielte Förderung erfolgt. Diskrepanzen zwischen den einzelnen Fähigkeiten bereiten manchen Kindern erhebliche Schwierigkeiten und das umso mehr, je intelligenter sie sind. Sehr intelligente Kinder haben von Anfang an einen hohen Anspruch an sich und an ihre Umgebung. Eine ablehnende oder gar abwertende Haltung von Seiten des sozialen Umfeldes beeinträchtigt die Entwicklung ihres Selbstwertgefühles genauso, wie ein sich wiederholendes Spüren des eigenen Versagens.

Bei allen Kindern und Jugendlichen führt die sich ständig wiederholende Erfahrung, etwas nicht zu können, was anderen mühelos gelingt, zur Verunsicherung und zu Selbstzweifeln.

Etwas wollen und es trotz Anstrengung doch nicht können, wird für sie im Laufe der Zeit zu einer psychischen Belastung, die je nach Stärke und Dauer zu Stress mit Versagensängsten und später zu Störungen im Lern-oder/und Verhaltensbereich führt. Ängste und Aggressionen bestimmen dann das Verhalten. Parallel dazu beginnt für das Selbstwertgefühl eine Negativspirale.

Weil das Selbstwertgefühl und das Verhalten so eng miteinander verknüpft sind, gelingt eine Verhaltensänderung trotz aller Bemühungen nur, wenn sich das Selbstwertgefühl bessert. Diesen Zusammenhang schildert uns der folgende Bericht einer stationären Behandlung, der vom Inhalt her für viele Jugendliche zutreffen könnte.

Der Arztbrief beschreibt einen Jugendlichen, der sich wegen Verhaltensstörungen in stationärer jugendpsychiatrischer Behandlung befand. Er lässt uns eine komplexe Problematik mit einer Summe von vielen möglichen Ursachen erkennen.

In dem Bericht über den 14-jährigen Kevin, der nicht mehr in die Schule gehen wollte, steht Folgendes (auszugsweise wiedergegeben):

„Die Verhaltensstörung von Kevin ist die Folge eines von allen Seiten nicht gewollten intrafamiliären Konflikts mit zunehmender Ablehnung aller Beziehungen und Abgleiten in die Isolation. Obwohl persönlich nicht gewollt, wird dieser Zustand durch Überforderung und Hilflosigkeit der Eltern noch begünstigt. Insgesamt ist das Verhalten von Kevin Ausdruck einer aggressiven Abwehr seiner tiefen inneren Unzufriedenheit mit sich und seinem sozialen Umfeld. Kevins Aussagen über Schule und Elternhaus sind von Verunsicherung und Enttäuschung geprägt und teils widersprüchlich.

Im Leistungs- und Verhaltensbereich, sowie in der Steuerung seiner Gefühle zeigt Kevin multiple Defizite. Die klinische Diagnostik objektivierte diese Befunde als Folge einer hirnorganisch bedingten umschriebenen Funktionsstörung mit einem Reiferückstand in der Persönlichkeitsentwicklung. Als Hauptursache konnte eine angeborene Störung in der Wahrnehmungsverarbeitung nachgewiesen werden. Deshalb reagierte Kevin häufig für seine Umwelt unverständlich, ungewollt unangepasst und impulsiv. Das führte zu Konflikten in der Familie und im sozialen Umfeld mit beiderseitigen Frustrationen.

Die Beziehung zum Vater schildert Kevin als wenig tragfähig, orientierungslos und zeitweilig bedrohlich. Immer nach Anerkennung und Zuwendung suchend, entwickelte Kevin anfangs eine enge Beziehung zur Mutter, die aber durch anhaltende Enttäuschungen trotz gelobter Besserung zerbrach. So kam Kevin in eine innere Notsituation mit Hilflosigkeit, die er über Aggressivität anfangs gegen sich, später aber nur noch anderen gegenüber abreagierte.

Die bestehende Symptomatik mit erheblichen Teilleistungsstörungen konnte Kevin anfangs mit viel Fleiß und seiner guten Intelligenz noch kompensieren. Später resignierte er und zog sich zurück, da er sich von allen unverstanden und ausgegrenzt fühlte. Durch mangelnde Anerkennung und Erfolglosigkeit litt sein Selbstbewusstsein. Erst gab er sich, dann den anderen die Schuld für sein Versagen, das immer oppositioneller wurde und schließlich nicht mehr zu tolerieren war."

Auswertung des Arztberichtes

Als Ursache für Kevins Verhalten konnte ein Aufmerksamkeitsdefizitsyndrom diagnostiziert werden, von dem auch seine Eltern betroffen waren. Durch seine gute intellektuelle Ausstattung hatte er einen hohen Selbstanspruch, den er trotz anfänglicher Anstrengung nicht realisieren konnte. Unter der Behandlung mit Einbeziehung der Eltern konnte sich die familiäre Situation wesentlich entspannen und Kevin sein Leistungspotential endlich in Erfolge umsetzen. Ganz wichtig für die Familie war, ihnen eine Erklärung für die Ursache ihrer Probleme zu geben und erlittene Schuldzuweisungen zu entkräften. Auch wurde Kevins Beziehung zum Vater wieder besser.

4 Ursachen von Verhaltensstörungen behandeln

Das Verhalten eines jeden Menschen entsteht im Gehirn und wird von hier gesteuert. Es ist das Ergebnis einer Wechselwirkung von Vererbung und Umwelteinflüssen. Je jünger ein Kind ist, desto mehr wird sein Verhalten durch Erbanlagen gesteuert. Gleich nach der Geburt beeinflussen verschiedene Funktionen des Gehirns die Verhaltensbildung.

4.1 Erbanlagen und soziale Normen

Viele Verhaltensstörungen bei Kindern und Jugendlichen sind Folgen einer unzureichenden Verinnerlichung sozialer Normen und fehlende Akzeptanz von Pflichten und Grenzen. „Eine Gesellschaft, die Freiheit in Erziehung und Bildung propagiert, muss auch Grenzen benennen, deren Einhaltung überprüfen, Pflichten katalogisieren, deren Erfüllung fordern und das nicht nur von den Kindern, sondern auch von deren Eltern. Erzieher und alle Erwachsenen, die im öffentlichen Leben stehen, sollten sich dieser Vorbildfunktion verpflichtet fühlen." (Remschmidt)

Beginnen wir mit der Verhaltungsbildung in chronologischer Reihenfolge:

Der Satz: „Kein Kind wird verhaltensgestört geboren" gilt nicht mehr in dieser Eindeutigkeit, denn die Verhaltensforschung bei Neugeborenen akzeptiert immer mehr, dass es Babys gibt, die schon mit einer Regulationsstörung ihrer Reizverarbeitung zur Welt kommen. Sie ist die Folge einer Reizfilterschwäche, einer angeborenen und genetisch bedingten Unterfunktion im Stirnhirnbereich. Diese Babys fallen gleich nach ihrer Geburt durch motorische Unruhe, Schreckhaftigkeit und unmotiviertes Weinen auf. Diese sog. Schreibabys sind für ihre Eltern vom ersten Lebenstag an eine große Herausforderung.

Aber auch hier gilt: Wer am Verhalten etwas ändern will, muss bei den Ursachen beginnen. Fehlerhaftes Verhalten schleift sich ein und erschwert jede spätere Behandlung.

Eine verhaltenstherapeutische Erfahrung lautet: Verhaltensauffällig werden Kinder, wenn sie sich unverstanden und mit ihrer Problematik allein gelassen fühlen. Deshalb steht die Suche nach den (inneren) Konflikten, die das Symptom auslösen, an erster Stelle. Diese Suche sollte gemeinsam mit den Eltern und dem sozialen Umfeld (Kindergarten, Großeltern, Schule, Freunde) geschehen.

> Das Verhalten eines jeden Menschen ist Spiegelbild seiner Persönlichkeit und Ergebnis seiner individuellen Entwicklung, wobei sich Veranlagung und Umwelt wechselseitig beeinflussen.

Beide Faktoren können am besten die Eltern erfassen. Sie sind oft erstaunlich gute Beobachter und können das „Warum" eines bestimmten Verhaltens erklären, wissen aber meist nicht, wie sie damit umgehen sollen.

> Als Verhaltensstörung wird ein deutlich auffälliges und störendes Verhalten bezeichnet, das sich aus einer fixierten seelischen Konfliktlage heraus entwickelt (Atzesberger & Frey, 1979).

„Eine Verhaltensstörung ist immer mehrdimensional und umfasst verschiedene Lebensbereiche, wie die Gefühle, die Motorik, die körperliche Befindlichkeit, das soziale Umfeld und die Leistungsfähigkeit. Aus der unterschiedlichen Beteiligung dieser Bereiche stellt sich die Verhaltensstörung immer als ein individuelles Syndrom dar. Sie signalisiert eine überdauernde Krisenkonstellation, die der Betreffende nur mit pädagogisch-therapeutischer Hilfe überwinden kann" (Myschker).

Jeder Mensch ist als biopsychosoziale Einheit einmalig, die Fähigkeit zu lernen und sich zu entwickeln, ist ihm angeboren. Dazu benötigt er ständig Anregung, Förderung und Zuwendung. Das kleine Baby lernt, schnell und vorausschaubar für seine Umgebung zu reagieren und zwar so, wie es von ihm erwartet wird, denn es strebt nach der Anerkennung seiner Eltern. Dabei ist mehr die Vorbildwirkung der Eltern für das Kind verhaltensprägend als ständiges „Erziehen" durch wiederholtes Ermahnen, Auffordern, Loben und Kritisieren.

Die meisten Verhaltensauffälligkeiten sind Folgen eines mangelhaften sozialen Lernprozesses. Bereits beginnendes Fehlverhalten sollte deshalb zeitig korrigiert werden, da es sich sonst „einschleift", d.h. automatisiert und verselbständigt. Ein betroffenes Kind mit zusätzlicher emotionaler Steuerungsschwäche kann sein Verhalten schwer kontrollieren. Wiederholen sich seine Kontrollverluste, wird es von seinem sozialen Umfeld abgelehnt, da seine Reaktionen nicht eingeordnet werden können. Das Kind wiederum fühlt sich von seinem Umfeld falsch verstanden und reagiert in seiner Kränkung noch auffälliger oder mit Rückzug („Mich versteht sowieso keiner!"), worunter wieder das Selbstwertgefühl leidet, und das betroffene Kind schnell zum Außenseiter wird.

4.2 Der Beginn einer Negativspirale

Kinder oder Jugendliche in oben beschriebener Negativspirale, wie sie zu Hause, im Kindergarten, in der Schule oder in der Freizeit häufig zu beobachten ist, brauchen Hilfe. Sie muss nicht gleich professionell sein, viel wichtiger ist, dass Eltern, Lehrer, Freunde oder andere Erwachsene sich dem Kind zuwenden, es zu verstehen suchen, ihm Hilfe anbieten und mit ihm gemeinsam nach möglichen Ursachen suchen. Aber ein Kind oder ein Jugendlicher öffnet sich in seiner seelischen Not nur, wem es bzw. er vertrauen kann. Dieses Vertrauen ist das höchste Gut und sollte möglichst nie enttäuscht werden.

Um Verhaltensstörungen zu erkennen, wurden Kriterien sowohl für die Entwicklung, als auch für die Beurteilung des Verhaltens in den verschiedenen Altersstufen mittels wissenschaftlicher Studien erarbeitet, die sich an Durchschnittswerten orientieren. Sie ermöglichen eine einigermaßen objektive Beurteilung, wobei die Grenzen zwischen normaler Entwicklung mit normalem Verhalten, Fehlentwicklung und auffälligem Verhalten breit gefächert und fließend sind.

> Das Symptom der Verhaltensstörung fordert ein therapeutisches Auf-das-Kind-Zugehen von außen im Interesse des Kindes.

Wir sprechen von einer Verhaltensstörung, wenn sie sich ständig wiederholt, durch erzieherische Maßnahmen nicht beeinflussbar ist und von der betreffenden Person oder deren Umfeld als störend empfunden wird, d.h. deren Toleranzgrenzen ständig überschritten werden.

Das Kind stört durch sein Verhalten, weil wir sein Verhalten als störend empfinden. Verhalten unterliegt immer einer subjektiven Bewertung, selbst wenn man noch so viele Beurteilungsbögen ausfüllen lässt und standardisierte Diagnosekriterien entwickelt. Verhalten, als eine subjektive Bewertung, ist immer auch eine Frage der Gewohnheiten, des Temperaments, der Nationalität, der Toleranzgrenze der Umgebung sowie der Beziehung zum Kind. Das birgt die Gefahr des Übersehens, aber auch der Überbewertung in sich.

4.3 Ergebnisse veränderter Wahrnehmung

Die meisten Verhaltensstörungen haben ihre Ursache in einer angeborenen und somit anlagebedingten anderen Art der Verarbeitung von Wahrnehmungen. Das betrifft nicht nur hören, sehen, riechen und fühlen. Bei ca. 10 % aller Kinder werden Emotionen anders verarbeitet. Sie reagieren empfindlicher, ängstlicher oder aggressiver, ohne dass es dafür einen Anlass oder äußere Ursachen gibt.

„Wer die Ursachen von Verhaltensstörungen immer nur bei den anderen sucht, macht es sich einfach."

Es liegen Wahrnehmungsstörungen vor, wenn Qualität und Geschwindigkeit der Reizverarbeitung folgender Bereiche beeinträchtigt sind:

- Der visuellen, von den Augen aufgenommenen Reize,
- der akustischen, vom Ohr aufgenommenen Reize, auch auditive Reize genannt,
- der taktilen, von der Hautoberfläche aufgenommenen Reize,
- des Geruchssinns,
- des Geschmacksinns,
- der Koordinationsfähigkeit und der Feinabstimmung in der Bewegung ohne Augenkontrolle,
- der Visuomotorik mit der Fähigkeit, das optisch Wahrgenommene mit Hilfe der Motorik nachzumachen oder nachzuzeichnen.

Die richtige Verarbeitung dieser Reize und die Abstimmung der einzelnen Wahrnehmungen untereinander werden als sensorische Integration bezeichnet. Sie ist eine neurologische Basis unserer Verhaltensbildung.

4.4 Die Bedeutung des sozialen Umfeldes

Verhalten = Sicherheit durch soziale Einbindung + sensorische Integration (Halt) + emotionale Steuerung (Haltung). Dies ist ein biopsychosozialer Zusammenhang, der – als Gleichung dargestellt – Folgendes aussagt:

Das Verhalten eines jeden Menschen wird von seiner Veranlagung, seinem sozialen Umfeld und seinem erworbenen Selbstwertgefühl geprägt.

Was bedeutet das?

Um ein gutes Verhalten entwickeln zu können, braucht das Kind ein psychosoziales Umfeld, das ihm Halt gibt und außerdem die neurobiologischen Voraussetzungen, um ein gutes Selbstwertgefühl entwickeln zu können. Ein gutes Selbstwertgefühl und sozial angepasstes Verhalten befähigen das Kind, in den verschiedensten Situationen seine Haltung zu bewahren und sein Verhalten kontrollieren zu können.

Eine Summe von Faktoren ist wichtig für die Entwicklung des menschlichen Verhaltens, die zu ganz bestimmten Zeiten, den sog. Prägungszeiten, von besonderer Bedeutung sind. Aus der Summe von genetisch bedingten und erworbenen Anteilen entwickelt sich das Verhalten, das sich in vorgegebenen Grenzen ständig und lebenslang verändern kann.

4.5 Der Einfluss der Vererbung

Unser Verhalten wird auf mehreren Genen vererbt. Die Summe dieser Gene macht jeden Menschen auch in seinem Verhalten einmalig. Damit sich die verschiedensten angeborenen Fähigkeiten auch entfalten können, bedarf es einer ständigen Förderung. Ein junger Säugling braucht dazu Liebe und emotionale Geborgenheit; das setzt eine für ihn überschaubare Zahl von Personen voraus, deren Gesichter und Sprache er sich einprägen kann. Zu viele Reize überfordern und verunsichern ihn, er verschließt sich dann der Außenwelt gegenüber. Hält der Zustand der Überreizung sehr lange an oder wiederholt er sich immer wieder, so leidet vor allem die soziale Entwicklung des Säuglings. Kommt dazu noch eine angeborene Reizfilterschwäche und eine emotionale Überempfindlichkeit, so reagiert das sich entwickelnde Gehirn auf diese ständige Reizüberflutung mit einer „Aufnahmesperre" für alle Wahrnehmungsreize. Dadurch werden möglicherweise die für das Sozialverhalten wichtigen Leitungsbahnen und Zentren nicht ausreichend entwickelt und angelegt, was in der späteren Entwicklung zu entsprechenden Defiziten führen kann.

Eine solche Extremvariante mit neurobiologisch bedingter „Reizverarbeitungsstörung" könnte das Asperger-Syndrom sein. Verbessert man bei Kindern frühzeitig ihre Wahrnehmungsverarbeitung, z. B. durch Einbeziehung von Stimulanzien in das Behandlungsprogramm, kann der therapeutische Erfolg wesentlich verbessert werden. Die Asperger-Kinder haben in der Symptomatik viel mehr Gemeinsamkeiten mit einer ausgeprägten Erscheinungsform des ADS ohne Hyperaktivität, als mit Autismus, dem sie bis jetzt noch zugeordnet werden.

4.6 Beeinträchtigung der Entwicklung

4.6.1 Das Asperger-Syndrom

Das Asperger-Syndrom mit seinen wichtigsten Symptomen soll an dieser Stelle als eine vorwiegend neurobiologisch bedingte Störung mit auffälligem Verhalten beschrieben werden, weil es relativ häufig vorkommt und frühzeitig erkannt durch neue Behandlungsmöglichkeiten erfolgreicher behandelt werden kann. Bis jetzt wird es dem Autismus zugeordnet, obwohl es mehr einer Extremform des ADS ohne Hyperaktivität gleicht und als solche auch schon vielerorts behandelt wird.

Das Asperger-Syndrom wird mit einer Häufigkeit unter 2 % angegeben, wobei sein Schweregrad sehr unterschiedlich ist und betroffene Erwachsene mit einschließt.

Das Asperger-Syndrom ist eine desintegrative Störung, die über verschiedene Hirnfunktionen die kognitive, emotionale und soziale Entwicklung beeinflusst. Die Ursache dieser Auffälligkeiten ist eine gestörte Informationsverarbeitung.

Die wichtigsten internationalen Kriterien zur Diagnose des Asperger-Syndroms sind in der ICD-10 wie folgt aufgelistet:

A. Eine qualitative Beeinträchtigung in der sozialen Interaktion in mindestens zwei der folgenden Bereiche:

1. Ausgeprägte Beeinträchtigung im Gebrauch von nonverbalen (sprachfreien) Reaktionen im Umgang mit anderen: wenig Blickkontakt, mimikarmer Gesichtsausdruck, wenig Gestik
2. Unfähigkeit, eine entwicklungsgemäße Beziehung zu Gleichaltrigen aufzubauen
3. Mangel, spontan Freude zu zeigen, Interessen oder Erfolge mit anderen zu teilen
4. Schwierigkeiten, eine tragfähige emotionale Beziehung zu anderen aufzubauen

B. Sich wiederholende Verhaltensmuster, Interessen und Aktivitäten in mindestens einem der folgenden Bereiche:

1. Umfassende Beschäftigung mit sich immer wieder gleichförmig wiederholenden Bewegungsmustern mit großer Intensität
2. Abnorme Interessen, die eng begrenzt sind
3. Starres Festhalten an bestimmten Gewohnheiten und Ritualen
4. Sich wiederholende gleichförmige Bewegungsmuster
5. Ständiges Beschäftigen mit Einzelteilen von Objekten

- Die Störung verursacht Beeinträchtigungen im Verhaltens- und Leistungsbereich.
- Es besteht kein Sprachrückstand, die Sprachentwicklung erfolgt altersgerecht.
- Keine Verzögerung in den Denk- und Merkfähigkeiten und bei der Interessensentwicklung.

Das Asperger-Syndrom ist als eine schwere Form der Störung der Wahrnehmungsverarbeitung im kognitiven und emotionalen Bereich anzusehen. Die statomotorische und sprachliche Entwicklung dieser Kinder sowie ihre Intelligenz sind nicht beeinträchtigt. In der Symptomatik haben diese Kinder viele Gemeinsamkeiten mit denen, die ein ausgeprägtes Aufmerksamkeitsdefizitsyndrom ohne Hyperaktivität haben. Wahrscheinlich reagieren diese Kinder auf die massive Reizüberflutung gleich nach der Geburt mit einer „Wahrnehmungssperre", wie es junge Säuglinge können, wenn sie Gefahr spüren und überfordert werden. Die Folge ist, dass sich viel weniger Reizleitungsbahnen von den Sinnesorganen zu den Gehirnzentren ausbilden können und die Wahrnehmungsverarbeitung leidet. Auf neurobiologischer Ebene wird ein Mangel an Noradrenalin vermutet. Der Nachweis, ob es sich beim Asperger-Syndrom

- primär um einen Botenstoffmangel infolge einer Transporterstörung oder
- sekundär um die Folge von Reizüberlastung und Erschöpfung der auf Stress reagierenden Organsysteme handelt, steht noch aus.

Für die zweite These spräche, dass die Symptomatik dieser Kinder mit einer frühzeitigen Stimulanzienbehandlung gebessert werden kann. Methylphenidat (z.B. in Ritalin, Medikinet, Equasym, Concerta) verbessert die Reizfilterung und gleicht eine Dysbalance der Botenstoffe aus.

Weitere therapeutische Maßnahmen sind:

- Anleitung der Eltern,
- Information über die Besonderheiten in der Entwicklung,
- Strukturierung im Tagesablauf und in der Umgebung,
- ständiges Wiederholen wichtiger kognitiver und sozialer Lernprozesse, um Automatisierung zu erreichen,
- intensive Co-Therapeutenbeziehung mit spielerischem Wahrnehmungstraining und Körperkontakten, Sport, Bewegung, Mal- und Musiktherapie, anfangs einzeln, dann in der Gruppe.

Das Asperger-Syndrom ist die Folge einer gestörten Wahrnehmungsverarbeitung und geht mit Verhaltensstörungen und einem deutlich beeinträchtigten Selbstwertgefühl einher. Unbehandelt bedeutet es für die Betroffenen eine schwere psychische Belastung, da sie meist über eine gute bis überdurchschnittliche Intelligenz verfügen, sie sich dieser aber nur sehr begrenzt bedienen können. Um ihnen diese psychische Traumatisierung zu ersparen, sollte frühzeitig eine Stimulanzienbehandlung von einem Arzt mit entwicklungsneurologischer Ausbildung erwogen werden. Denn die Ausbildung der Reizleitungsbahnen ist im Wesentlichen mit dem achten Lebensjahr abgeschlossen. Die Behandlung von Kindern mit Asperger-Syndrom erfordert unbedingt ein multimodales Vorgehen mit spezieller Förderung und Einbeziehung der Eltern, damit durch regelmäßiges Training noch möglichst viele Leitungsbahnen angelegt werden, die Grundlage der Automatisierung von Abläufen im Leistungs- und Verhaltensbereich sind. Eine medikamentöse Behandlung allein wäre hier ein Kunstfehler.

Die Mehrzahl der Asperger-Kinder hat eine ausgesprochen ADS-typische Symptomatik und wird in den ärztlichen Praxen mit folgenden Symptomen vorgestellt:

- wenig Kontaktaufnahme zur Umwelt,
- introvertiertes Verhalten mit stereotypen Bewegungsmustern,
- atypisches Reagieren auf Ansprache und Zuwendung,
- Aggressivität mit Impulssteuerungsschwäche,
- motorische Unruhe sowie
- mangelnde Daueraufmerksamkeit.

Ich habe gerade das Asperger-Syndrom bewusst ausführlicher behandelt, weil es noch immer viel zu wenig im Zusammenhang mit einem ADS gesehen wird und eine frühzeitige und erfolgreiche Behandlung deshalb noch viel zu oft unterbleibt.

Lars (6 Jahre), betroffen vom Asperger-Syndrom

Von diesem Jungen wurde ein Beobachtungsprotokoll im Rahmen einer Begutachtung seiner Schulfähigkeit durch einen Psychologen erstellt, das eine typische Asperger-Symptomatik beschreibt. Lars kann schon lesen, was er sich durch Vorlesen, schnelles Auswendiglernen der Texte aus eigenem Antrieb mit Unterstützung seiner Mutter beigebracht hat.

7:55 Uhr Lars betritt den Flur der Vorschule, singt und erzählt vor sich hin, ist in Gedanken versunken, beachtet mich nicht, reagiert nicht auf meinen Gruß und geht an mir vorbei.

7:57 Uhr Lars geht in den Klassenraum, läuft an allen und auch an seinem Platz vorbei zum Lehrertisch, wo Arbeitsblätter liegen. Ohne sie zu berühren, schaut er sich diese an und liest leise den Text.

8:00 Uhr Er läuft dann wieder im Raum umher, an den Kindern vorbei, redet vor sich hin und geht zum Kassettenrecorder, der ein Kinderlied spielt und auf einem Regal steht. Er verzieht sein Gesicht und schaut zum ersten Mal in das Gesicht der Erzieherin, die ihn auffordert, auf seinen Platz zu gehen, was er dann auch tut. Er legt seine Tasche auf den Tisch, öffnet sie und sucht wühlend ein Blatt mit seinen Hausaufgaben, das er der Lehrerin auf ihren Tisch legt.

Bis 8:20 Uhr läuft er dann, alles flüchtig erkundend, im Raum hin und her, bleibt oft stehen, aber nichts interessiert ihn wirklich Die anderen Kinder sitzen schon auf ihren Plätzen und beschäftigen sich.

8:30 Uhr setzt er sich endlich auf seinen Platz, nachdem er seine Tasche unter seinen Tisch gestellt hat und nicht, wie gewünscht, in das dafür vorgesehene Fach. Zunächst werden alle Kinder gebeten, die Hausaufgabe auf den Tisch zu legen, um daran weiterzuarbeiten. Lars muss dazu mehrfach namentlich aufgefordert werden. Lars sitzt auf seinem Platz und träumt vor sich hin. Nach persönlicher Aufforderung und sanfter Berührung durch die Lehrerin holt er ein anderes Heft und sein Mäppchen mit den Schreibutensilien aus der Tasche. Das Mäppchen ist bereits offen, der ganze Inhalt landet auf dem Fußboden. Beim Bemühen, alles wieder einzusammeln, stößt er sich am Kopf und sagt laut „aua, der blöde Tisch". Er setzt sich unter den Tisch und legt langsam jeden Stift einzeln wieder in das Mäppchen. Zwischendurch sitzt er ganz still, träumt vor sich hin, macht seinen Klettverschluss vom Schuh auf und zu, lehnt sich dabei an den Stuhl seines Tischnachbarn und berührt dessen Bein. Der fühlt sich bei der Beschäftigung gestört und protestiert laut, Lars solle das lassen.

8:45 Uhr Lars sitzt noch immer unter dem Tisch und drückt jetzt kräftiger gegen Stuhl und Bein des Nachbarn. Dieser stößt ihn mit dem Bein sanft weg,

Lars wehrt sich. Der Nachbar steht auf, der Stuhl gibt nach und Lars tritt noch immer unter dem Tisch sitzend gegen den Stuhl, der umkippt.

8:47 Uhr Die Lehrerin greift ein, setzt Lars auf den Stuhl, bringt ihm sein Blatt mit der Hausaufgabe und wartet, bis er seinen Stift in der Hand hat. Sie zeigt ihm, was er von der Tafel abmalen soll, aber er fängt nicht an. Er schaut zur Tafel, träumt und stützt den Kopf auf seine Hand, dreht den Stift zunächst mit einer, dann mit zwei Händen. Schaut seinem Nachbarn zu, singt vor sich hin und klopft den Takt dazu.

8:50 Uhr Lars verlässt seinen Platz, er hat im Schrankregal ein Puzzle entdeckt, das er sich jetzt holt. Er läuft damit durch den Raum und will sich in der Spielecke auf die Decke setzen. Die Lehrerin ermahnt ihn, erst seine Aufgabe fertig zu machen, und anschließend zu puzzeln, aber Lars reagiert nicht darauf. Er kippt alle Puzzleteile auf den Fußboden und beginnt zu suchen. Er findet keinen Anfang, steht auf, läuft langsam durch den Klassenraum und schaut, was die anderen inzwischen gemalt haben. Er kritisiert die Zeichnungen einiger Kinder, einer schubst ihn weg, er schlägt nach ihm und beschimpft ihn. Die Lehrerin führt ihn jetzt zu seinem Platz und fordert ihn auf, sich zu setzen.

8:58 Uhr Lars bleibt stehen und versucht zunächst, im Stehen zu malen, dann kniet er sich auf den Stuhl und beginnt zu kritzeln.

9:00 Uhr Es ist Pause: Die anderen Kinder sind fertig mit malen und holen sich aus dem Wandregal einen „Lück-Kasten", den sie in der nächsten Stunde brauchen. Lars schaut ihnen erst zu, dann läuft er auch zum Regal, nimmt aber keinen Kasten heraus, sondern schaut aus dem Fenster. Es hat geregnet und die Tropfen fließen noch immer an der Scheibe herunter. Lars steht gebannt vor dem Fenster, spricht vor sich hin, dann zählt er die Wasserstreifen und verzieht immer wieder sein Gesicht. Er versucht, mit der Fingerspitze das Fenster zu erreichen und sagt dabei einen Regenvers auf. Er wird erneut von der Lehrerin aufgefordert, auf seinen Platz zu gehen, um sein Frühstück zu holen. Die meisten Kinder haben den Raum bereits verlassen, was er überhaupt nicht registriert.

9:04 Uhr Lars verlässt den Klassenraum mit der Mütze in der Hand und läuft im Flur hin und her. Er soll seine Jacke anziehen, fordert ihn die Lehrerin auf. Die anderen Kinder sind bereits auf dem Pausenhof. Lars ist bemüht, den richtigen Arm in den richtigen Jackenärmel zu bekommen. Er will sich von der Lehrerin nicht helfen lassen. Sie wartet, bis er endlich soweit ist und zur Treppe geht. Dort bleibt er mehrfach stehen, spricht vor sich hin und geht dann auf den Hof.

9:08 Uhr Lars läuft auf dem Schulhof ziellos herum, spricht vor sich hin, reagiert auf niemanden und lehnt sich schließlich gegen einen Holzzaun.

9:10 Uhr Dort fällt sein Schal auf den Boden, er bemerkt es nicht. Ein Kind sagt es ihm, er schaut zum Schal, hebt ihn aber nicht auf.

9:12 Uhr Ein anderes Kind hebt den Schal auf, Lars hängt ihn sich um, läuft zur Eingangstür und wartet auf das Ende der Pause.

9:15 Lars geht wieder kreuz und quer über den Hof, beachtet nicht das Spielen der anderen Kinder, ist in Gedanken versunken.

9:25 Uhr Die Pause ist zu Ende, er geht mit den anderen Kindern in Richtung seines Klassenraumes. Unterwegs bleibt er stehen und liest, was auf dem Feuerlöscher steht.

9:30 Uhr Als die Lehrerin die Klassenraumtür schließen will, kommt Lars schnell noch durch die Tür gelaufen und setzt sich auf seinen Platz. Er hat keinen „Lück-Kasten" vor sich, sondern legt sein Frühstück auf den Tisch und beginnt zu essen. Er wird aufgefordert, das Frühstück wegzulegen und sich seinen „Lück-Kasten" zu holen. Lars reagiert nicht und isst weiter.

9:40 Uhr Lars steht auf und geht zum Regal, wo der „Lück-Kasten" steht und beginnt dort, mit den Steinen einen Turm zu bauen, wobei aber die vorgegebene Aufgabe ganz anders lautet. Er beginnt, mit den Fingern die Steine des Turmes umherzuschnipsen und schiebt die heruntergefallenen Steine mit den Füßen zur Seite. Schließlich legt er mit den Steinen seinen Namen. Die Lehrerin geht jetzt zu ihm und fordert ihn auf, die Steine aufzuheben und sich auf seinen Platz zu setzen.

9:47 Uhr Lars geht zum Lehrertisch, wo der Psychologe die gemachten Beobachtungen in seinen Laptop schreibt. Er schaut ihm zu und sagt schließlich, wenn er dreimal auf die Leertaste drücken würde, dann ginge er zu seinem Platz. Der Psychologe tut es und Lars sagt laut: „Auf die Plätze los" und läuft zu seinem Platz. Er rempelt dabei seinen Tischnachbarn an, worauf dieser protestiert.

9:52 Uhr Lars beginnt, die gestellte Aufgabe zu erledigen.

An diesem Tag erledigt Lars auffallend prompt alle anderen Aufgaben, vorausgesetzt, der Psychologe drückte dreimal die Leertaste seiner Computertastatur. Drückte er nur eine oder eine andere Taste, verweigerte Lars die gestellte Aufgabe mit der Begründung: „Nur, wenn du die richtige Taste drückst, dann kann ich das."

Am nächsten Morgen war Lars sehr enttäuscht, dass kein Psychologe mehr da war und kein Laptop mehr auf dem Tisch stand. Somit konnte niemand seine Taste drücken, damit er alles sofort erledigen konnte. Nun war es mit Lars wieder wie immer.

Die Beobachtung ergab, dass Lars trotz Bemühens der Vorschullehrerin auf diese Weise keine Schulfähigkeit erreichen konnte, trotz seiner guten Kenntnisse und seiner Fähigkeit, fließend zu lesen. Die Einbeziehung eines Arztes wurde beschlossen.

Mit Hilfe einer Behandlung, die Verhaltenstherapie, Elterncoaching, Wahrnehmungstraining, Lerntherapie, Strukturierung in der Erziehung und Gabe von Stimulanzien umfasste, konnte Lars die Schule besuchen. Er blieb in der ersten Klasse ein Einzelgänger, der sich oft in seine Traumwelt zurückzog. Zunehmend lernte er, den Aufforderungen der Lehrerin Folge zu leisten. Es stellte sich aber heraus, dass Lars doch nicht fließend lesen konnte. Er konnte in seinem dicken Buch mit großer Schrift und vielen Bildern viele Worte auswendig. Er hatte ihr Wortbild beim Vorlesen der Geschichten abgespeichert. Er hatte die Begabung, einmal Vorgelesenes schnell und genau behalten zu können, wie sie manche Kinder mit einem Asperger- Syndrom haben, aber im Schulunterricht hatte er Probleme, das Lesen und Schreiben zu erlernen. Vor allem fehlte ihm dazu die Geduld.

4.6.2 Das Aufmerksamkeitsdefizitsyndrom (ADS) mit und ohne Hyperaktivität

AD(H)S ist ein weiteres typisches Beispiel für eine genetisch bedingte Veranlagung, bei der Verhaltensauffälligkeiten von Anfang an vorhanden sein können, deren Ausprägungsgrad aber auch von äußeren Einflüssen abhängt. AD(H)S ist ein Klassiker, wenn es um den Einfluss von Vererbung und Umwelt auf die Verhaltensbildung geht. Dabei tendiert die Symptomatik zwischen Hyperaktivität (zu viel) und Hypoaktivität (zu wenig Aktivität). Beim ADS können wir sowohl extreme Impulssteuerungsschwäche mit destruktiver Aggressivität, als auch Ängste mit sozialem Rückzug und Antriebslosigkeit beobachten. Zwischen beiden Erscheinungsformen gibt es viele Übergänge mit den verschiedensten Verhaltensvarianten von überangepasst bis überhaupt nicht angepasst. Kein ADS gleicht dem anderen, was Diagnostik und Verständnis für seine Problematik erschwert. Aber alle Varianten oder Subtypen, wie es in der Fachsprache heißt, haben folgende Symptome gemeinsam:

- Die beeinträchtigte Konzentration und Daueraufmerksamkeit,
- die innere und äußere motorische Unruhe,
- die Impulssteuerungsschwäche,
- eine beeinträchtigte Wahrnehmungsverarbeitung,
- Probleme bei der Gedächtnisbildung und der Merkfähigkeit,
- Störungen in unterschiedlichen motorischen Bereichen,
- Frustrationsintoleranz,
- Defizite in der Handlungsplanung und im Belohnungssystem.

Beim ADS sind folgende Funktionen beeinträchtigt:

- Reizüberflutung des Gehirns durch Filterschwäche,
- Aufmerksamkeit und Konzentration können nicht willentlich konstant gehalten werden,
- Selbstorganisation und Aktivierung für eine Routinetätigkeit fallen schwer,
- die Gefühlssteuerung ist spontan und ungebremst,
- zwischen Kurz- und Langzeitgedächtnis kommt es zu Informationsverlusten,
- die verschiedensten motorischen Bereiche können betroffen sein.

Manche Kinder mit ADHS machen schon im Mutterleib durch ihre Hyperaktivität auf sich aufmerksam. Ihre starke Beweglichkeit hat nicht selten eine Nabelschnurumschlingung zur Folge, die während der Geburt zu Komplikationen führen kann. Haben die Kinder dann das Licht der Welt erblickt, sind sie übererregbar und bieten Schreiattacken, in denen sie sich nicht beruhigen lassen. Jedenfalls nicht mit üblichen und gängigen Mitteln. Manche erfahrene Hebamme erkennt das sofort und wünscht der glücklichen Mutter starke Nerven. Inzwischen gibt es vielerorts sog. Schreiambulanzen mit individueller fachlicher Beratung. Wo diese nicht vorhanden sind, sollte man seinen Kinderarzt befragen oder sich an einen Kinderpsychiater wenden. Diese Schreiattacken sind beim hyperaktiven Säugling ein Symptom seiner angeborenen Regulationsstörung in der Reizverarbeitung. Sein Nervensystem wird infolge dieser Reizfilterschwäche überreizt.

Im Umgang mit diesen Kindern ist Ruhe und Regelmäßigkeit das wichtigste im Tagesablauf. Diese „Schreibabys" brauchen vor allem eine ruhige ausgeglichene Umgebung mit wenigen Personen und möglichst einer Pflegeperson. Wenig Spontanaktionen, wenig Besuch, wenig Veränderung in der Umgebung, aber viele Rituale und vor allem Geduld. Das wichtigste ist eine ruhige und ausgeglichene Mutter, die sich durch das Schreien ihres Kindes nicht verunsichern lässt und ihm sanft und ruhig begegnet. Meist bessern sich Dauer und Intensität des Schreiens nach den ersten Monaten, so dass man das Schreien meist einer „Dreimonatskolik" zuordnet. Aber beim hyperaktiven Säugling mit ADS zeigen sich bald weitere Auffälligkeiten.

ADS-Symptome im Säuglingsalter:
• unstillbares Weinen (phasenweise),
• oberflächlicher Schlaf, hellwach,
• Babys können Streicheln nicht genießen,
• sie sind unruhig und unausgeglichen,
• kein Krabbeln,
• zeitiges Laufen,
• kein ausdauerndes „Spielen",
• Trinkschwierigkeiten,
• Hautallergie.

Das AD(H)S an sich und das Verhalten in seiner allgemeinen Veranlagung wird über mehrere Gene vererbt. Diese sind auf verschiedenen Kernschleifen (Chromosomen) gelagert. Bei der Verschmelzung von Ei- und Samenzelle werden diese an den sich entwickelnden Embryo weitergegeben, also vererbt. Haben beide Eltern nur eine ADS-Veranlagung in ihren Genen, so kann aus der Kombination beider Erbanlagen sich beim Kind ein Vollbild des ADS entwickeln, wobei ein Elternteil mit einem ADHS durchaus ein Kind mit einem ADS ohne Hyperaktivität haben kann und umgekehrt.

AD(H)S und Asperger-Syndrom sind zwei klassische Beispiele für die große Bedeutung des Zusammenwirkens von Vererbung und Umwelteinflüssen bei der Entwicklung des Kindes und seines Verhaltens. Beiden gemeinsam ist eine angeborene Funktionsstörung im Zentralnervensystem, die zu einer Störung in der Wahrnehmungsverarbeitung führt. Von beiden Störungen gibt es die verschiedensten Schweregrade der Ausprägung mit unterschiedlicher Kombination der beschriebenen Symptome, so dass die Diagnostik Wissen und Erfahrung voraussetzt.

4.6.3 Das fragile X-Syndrom

Auch bei dem fragilen X-Syndrom besteht eine angeborene und genetisch bedingte Störung, die mit Entwicklungsverzögerungen und Verhaltensauffälligkeiten einhergeht. Wie der Name schon sagt, wird diese Störung bedingt durch einen kleinen Defekt am X-Chromosom. Da Mädchen zwei X-Chromosomen haben, wird bei ihnen der Defekt durch das von der Mutter vererbte „gesunde" Gen weitestgehend kompensiert.

„Fragil" kommt von Fragment und bedeutet soviel wie zerbrechlich, schwach, zart, es gibt also ein leicht geschädigtes Fragment im X-Chromosom. Bei Jungen dagegen, die über ein X- und ein Y-Chromosom verfügen, ist die Verhaltensstörung infolge des fragilen X-Chromosoms meist in voller Symptomatik vorhanden. Es kommt bei ihnen in einer Häufigkeit von 1 zu 1500–2500 vor und kann auch von der Mutter vererbt werden.

Das fragile X-Syndrom geht immer mit einer Beeinträchtigung der kognitiven Fähigkeiten und der Intelligenz einher. Meist sind Störungen der Konzentration und der Impulssteuerung in Kombination mit Hyperaktivität vorhanden. Häufig haben diese Kinder auch morphologische Besonderheiten, z.B. ein auffallend längliches Gesicht mit tiefansetzenden Ohren.

Die Behandlung des fragilen X-Syndroms kann nur symptomatisch erfolgen, es hat aber für die Differentialdiagnose von Verhaltens- und Entwicklungsstörungen eine Bedeutung.

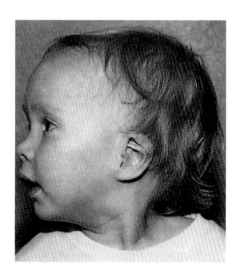

Abb. 8:
Gesichtsprofil eines Jungen mit dem fragilen X-Syndrom
(aus: Monatsschrift Kinderheilkunde (1991) 139: 687–689, FG-Syndrom bei zwei Halbbrüdern, Wieg C und Meinecke P, Abb. 2 b. Abdruck mit freundlicher Genehmigung von Springer Science + Business Media und Dr. Christian Wieg)

4.7 Die Bedeutung des Zentralnervensystems für die Verhaltensbildung

Ein intaktes Nervensystem ist die Voraussetzung für eine gute Qualität der Wahrnehmung und deren unbeeinträchtigte und realitätsgerechte Verarbeitung. Denn Verhalten entsteht im Kopf, dort werden Erfahrungen gespeichert und entsprechende Reaktionen auf wiederkehrende Reize gebildet und automatisiert. So entstehen ganz bestimmte Verhaltensweisen als Reaktion auf entsprechende Situationen. Auch Gelerntes kann sofort abgerufen werden, wenn sich entsprechende Gedächtnisbahnen ausgebildet haben. Regelmäßiges Training verstärkt die Ausbildung der Bahnen für die Weiterleitung der Wahrnehmungsreize und bewirkt so eine Automatisierung. Dadurch können aus dem Langzeitgedächtnis jederzeit Verhaltensweisen, Gelerntes, Gefühle, die abgespeichert wurden, schnell abgerufen werden. Mit neu aufgenommenen Informationen und Situationen werden sie verglichen, so dass sie uns als bekannte oder schon gemachte Erfahrung zur Verfügung stehen. So wird ein angemessenes und schnelles Reagieren ermöglicht, sowohl im Verhalten als auch beim Abruf von angeeignetem Wissen und gemachten Erfahrungen. Das ist eine wichtige Voraussetzung, damit wir im sozialen Gefüge schnell und richtig reagieren und entscheiden können.

Das Zentralnervensystem filtert alle Reize und leitet nur die gerade wesentlichen in das Arbeitsgedächtnis (Hippokampus) weiter. Von dort werden alle für wichtig befundenen Informationen mittels bioelektrischer Impulse durch Botenstoffe auf vorprogrammierten Leitungsbahnen in die entsprechenden Wahrnehmungsverarbeitungszentren geleitet. Hier werden sie mit dem früher abgespeicherten Wissen verglichen. Jetzt kann bei Bedarf eine bestimmte Reaktion auf die entsprechende Information ausgelöst werden. Diese „Gedächtnisspur" wird im Laufe der Entwicklung durch ständige Wiederholung weitgehend automatisiert.

Aber jede Reaktion, sei es mit Worten oder Gesten, unterliegt, bevor wir sie ausführen, einer Kontrolle durch das Stirnhirn. Es steuert und überprüft unser Verhalten und warnt uns notfalls, unser geplantes Handeln zu unterlassen.

Diese Art der Reaktion wird noch von einem parallel laufenden Informationsverarbeitungsweg gesteuert, dem Gefühlsgedächtnis. Dort im Mandelkern haben wir Emotionen gespeichert – Ängste, Wut, Traurigkeit, Scham etc. –, die mittels einer entsprechenden Wahrnehmung aktiviert und durch das Stirnhirn kontrolliert zu einer Reaktion führen. So können wir bewusst Verhaltensstrategien entwickeln, die dann unser möglichst situationsangepasstes Verhalten prägen. Im Gehirn gibt es ein Arbeitsgedächtnis (im Hippokampus gelegen), wo die von der Peripherie kommenden Reize gefiltert und nach ihrer Wichtigkeit sortiert werden. Von dort gelangen sie über bereits angelegte Leitungsbahnen mittels Botenstoffen zu den entsprechenden Zentren im Gehirn (Langzeitgedächtnis), wo sie abgespeichert werden. Von hier kann das gespeicherte Wissen jederzeit abgerufen und mit neu eingehenden Informationen verglichen werden (Erfahrung). Der Abgleich löst bewusst oder unbewusst, spontan oder gesteuert, eine entsprechende Reaktion aus, die unser Denken, Fühlen oder Verhalten bestimmt. Auch für Gefühle und Schmerzen gibt es solche „Gedächtnisspuren".

Ein gut funktionierendes System der Wahrnehmungsverarbeitung ist also die wichtigste Voraussetzung für eine bewusst gesteuerte Verhaltensbildung und für gute kognitive Fähigkeiten. Beide sind wichtig für ein gutes Selbstbewusstsein.

4.8 Neurobiologie des Lernens

Damit wir schnell und richtig handeln können, müssen die entsprechenden Wahrnehmungen als bioelektrische Impulse über bereits ausgebildete Leitungsbahnen vom Arbeitsgedächtnis in die entsprechenden Zentren gelangen. Dazu sind Boten- oder Transportstoffe, die sog. Neurotransmitter erforderlich. Sie leiten diese Wahrnehmungsreize in den Verbindungsstellen (Synap-

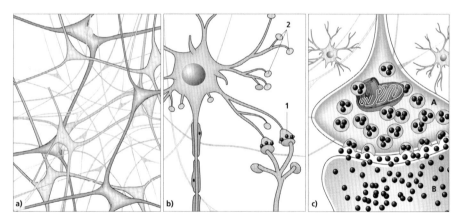

Abb. 9: Aufbau einer Synapse und ihre Arbeitsweise
  a) Das neuronale Netzwerk mit Nervenzellen und den Schaltzellen (Synapsen) im Elektronenmikroskop gesehen.
  b) Schematische Darstellung zweier Nervenzellen, die durch Schaltstellen (Synapsen) miteinander verbunden sind (1). Freie Andockstellen (2), die bei Kontakt mit anderen Nervenzellen als Schaltstellen dienen.
  c) Eine Schaltstelle im Längsschnitt mit vielen Botenstoffen, die als schwarze Kügelchen dargestellt sind. Die Botenstoffe übertragen die bioelektrischen Reize von einer Nervenzelle zur anderen (von A nach B).

61

sen) innerhalb des neuronalen Netzes weiter. Die Leitgeschwindigkeit liegt bei 1 m/sec. Damit es nicht zur Überlastung der Nervenbahnen kommt, sind Schaltstellen eingebaut.

In diesen Schaltstellen (Synapsen) wird die Konzentration der Botenstoffe je nach Bedarf zur Verfügung gestellt. Diese Regelung erfolgt durch Transportereiweiße. Für die wichtigsten Botenstoffe wurden genetisch bedingte Transporterstörungen nachgewiesen, die dann zum entsprechenden Botenstoffmangel in der Schaltstelle führen. Die Folge ist eine Botenstoffunterfunktion mit den entsprechenden neurologischen und psychischen Folgen.

Jede Schaltstelle ist von einer Zelle umgeben, die sie mit Nährstoffen und Sauerstoff aus dem Blut versorgt, verbrauchte Botenstoffe aus der Synapse aufnimmt, sie wieder aktiviert und in den Nervenspalt zurückgibt. Diese Zelle nimmt also ebenfalls aktiven Einfluss auf die Wirkungsweise der Botenstoffe.

Für die Verhaltenssteuerung wichtige Botenstoffe sind Noradrenalin, Serotonin, aber auch Dopamin, Gamma-Aminobuttersäure (GABA), Acetylcholin und andere. Alle Nervenzellen sind strangförmig miteinander vernetzt. Die Botenstoffe leiten die bioelektrischen Reize von einem Nervenstrang zum anderen über die Synapsen hinweg. Besteht in diesen Schaltstellen ein Mangel an einzelnen Botenstoffen oder ein Ungleichgewicht in deren Verhältnis zueinander, so werden die verschiedensten Reize unterschiedlich schnell oder viel zu langsam oder gar nicht von einer Leitungsbahn in die andere weitergeleitet.

Die Rolle der Botenstoffe:

Dopamin	• zielorientiertes Verhalten • fein- und grobmotorische Abstimmung • Daueraufmerksamkeit und Konzentration • reguliert Stirnhirn und das Wissensgedächtnis
Noradrenalin	• reguliert Antrieb und Stimmung • Gedächtnis für Handlungsabläufe (Automatisierung) • bei Mangel gestörte Impulssteuerung
Serotonin	• reguliert die Gefühle und deren Gedächtnis • Gefühl des Wohlbefindens • bei Mangel treten Ängste, Panik, Aggressionen und • Zwänge auf

Wie aus der Tabelle ersichtlich ist, kann es z.B. bei Serotoninmangel zu einer verlangsamten Reaktion kommen, die zu Verhaltensauffälligkeiten wie Antriebslosigkeit, Traurigkeit, Depressionen, Ängsten oder Zwängen führen kann. Serotonin ist auch im Magen-Darm-Trakt für die Weiterleitung der Reize verantwortlich. Das erklärt den Zusammenhang zwischen Bauchschmerzen, Übelkeit oder Durchfall bei stärkerer psychischer Belastung. Es ist eine vielbestätigte Erfahrung von Kinderärzten, dass „die Seele eines Kindes im Bauch liegt".

Dagegen sollte man mit der Aussage: „Bauchschmerzen im Kleinkindalter sind ein Indikator für die Paarbeziehung" sehr kritisch umgehen. Oft liegt beim Kind selbst eine organisch bedingte Übererregbarkeit des Magen-Darmtraktes vor.

Ein Mangel an voll ausgebildeten Leitungsbahnen kann als eine neurobiologische Ursache auffälliges Verhalten bedingen. Hier reicht eine Veränderung im sozialen Umfeld allein nicht aus, um das Verhalten auf Dauer wesentlich zu verbessern. Hier gilt es, die neurobiologischen Ursachen zu finden und zu beheben. Meist sind es Störungen in der Wahrnehmungsverarbeitung und in den motorischen Bereichen, die dann frühzeitig erkannt und täglich trainiert werden sollten. Bleiben Störungen in der Wahrnehmungsverarbeitung unerkannt und unbehandelt über Jahre bestehen, können sich keine Leitungsbahnen in ausreichender Stärke und Anzahl ausbilden. Dann ist die Automatisierung nur unzureichend oder gar nicht möglich, d.h. alles geht viel langsamer.

Von dieser Automatisierung in der Wahrnehmungsverarbeitung profitieren wir auch beim Diktatschreiben, beim Lesen und Rechnen.

> Jeder Mensch verfügt über ein unterschiedliches neuronales Netzwerk, je nach Veranlagung, Intensität und Art seiner Wahrnehmung, wobei die Motivation für eine Tätigkeit schon die entsprechenden neuronalen Netzwerke aktiviert.

Über diese Leitungsbahnen können sich aber auch Fehlverhaltensweisen automatisieren, das heißt sie werden durch einen geringen oder auch unspezifischen Reiz reflektorisch ausgelöst. Ein typisches Beispiel dafür sind die Schmerzbahnen. Je stärker automatisiert dann eine solche Reaktion abläuft, umso schwieriger ist es, sie wieder zu löschen und durch eine erwünschte Reaktion zu ersetzen. Dieses Ziel hat sich die Verhaltenstherapie gestellt, die persönlichkeitsorientiert und symptomzentriert arbeitet mit Einbeziehung der Familie. Bei schwerer und ausgeprägter Symptomatik, wie es häufig bei einer Funktionsstörung im Gehirn der Fall ist, ist manchmal zusätzlich eine medikamentöse Behandlung erforderlich. Entscheidend für die Art der Behandlung ist:

- Wie schwer ist die Symptomatik?
- Welche anderen Therapiemöglichkeiten sind noch vorhanden?
- Wie groß ist der Leidensdruck?
- Wie schlecht ist das Selbstwertgefühl?

> Ein gutes Selbstwertgefühl zu haben bedeutet, dass ich jederzeit uneingeschränkt über meine Fähigkeiten verfügen und meine Individualität sozial angepasst und erfolgreich genießen kann.

Arbeitsgedächtnis und Langzeitgedächtnis sind neurobiologisch wichtig für die Verhaltensbildung. Wenn Reizfilterschwäche, wie beim AD(H)S das Arbeitgedächtnis überlastet, gehen wichtige Informationen verloren und gelangen deshalb nicht in die Zentren, die für die Abspeicherung der Wahrnehmungsreize und deren Vergleich mit bereits abgespeichertem Wissen verantwortlich sind. Bei einer neuen Information wird zusätzlich noch der Botenstoff Dopamin benötigt, damit das Neue auch an der richtigen Stelle abrufbereit gespeichert werden kann. Neues wird erst mittels „Dopamindusche" zum wieder verfügbaren Wissen.

4.9 Verbesserung der Wahrnehmungs-verarbeitung

Die Schwere der neurobiologischen Störung in der Wahrnehmungsverarbeitung bestimmt die Art und die Dauer der Therapie. Bei einem ausgeprägten Botenstoffmangel wird man sich eher für die Gabe eines Medikamentes entscheiden, das z. B. die Wiederaufnahme der Botenstoffe in den entsprechenden Synapsen hemmt und somit ihre Konzentration im synaptischen Spalt erhöht. Dadurch wird der Transport von Wahrnehmungsreizen zu deren Zentren erst möglich oder verbessert.

Wenn der Reizfilter des Arbeitsgedächtnisses nicht funktioniert, wird man sich für ein Medikament entscheiden, das die Filterung der Reize verbessert. Das verhindert die Reizüberflutung und begünstigt die Ausbildung von Leitungsbahnen, den sog. Gedächtnisbahnen vom Arbeitsgedächtnis zu den Zentren im Gehirn. Ohne Reizfilterung verlaufen die Reize über viele Nervenbahnen und kommen nur unzureichend und verspätet in den Zentren an. Ein Vergleich der eingehenden Information mit dem dort schon abgespeicherten Wissen erfolgt dann zu langsam. Eine schnelle Reaktion auf verbale, emotionale oder kognitive Reize ist somit nicht möglich, was z. B. die Mitarbeit in der Schule erheblich erschwert. Ehe der Betroffene die Frage verarbeitet hat und sich für eine Antwort entschieden hat, wurde die Frage schon längst von einem anderen Kind beantwortet.

Auffälligkeiten im kognitiven Bereich (bei Reizfilterschwäche):
- Schlechte Automatisierung im Rechnen, Schreiben oder Lesen,
- kein schnelles verbales Reagieren auf Kritik möglich, erst später fällt den Betroffenen ein, was sie eigentlich hätten antworten sollen,
- kein ausreichendes Lernen aus Fehlern, die Betroffenen nehmen sich vor, diesen Fehler nicht noch einmal zu machen. In der erneuten Situation kommt aber nicht sofort: „Halt! Das wolltest du jetzt anders machen!", sondern sie machen den gleichen Fehler zum wiederholten Mal, was zusätzlich frustriert.

- Das Belohnungssystem, sich innerlich zu freuen, wenn einem etwas gut gelungen ist und man mit sich zufrieden sein könnte, funktioniert nicht.

Eine verzögerte Reizverarbeitung beeinträchtigt Leistung, Verhalten, Merkfähigkeit und die psychische Befindlichkeit. Viele Kinder und Jugendliche reagieren spontan und unüberlegt. Warum ist das so?

Das Stirnhirn kontrolliert unser Tun und Denken. In seinem vorderen Teil liegt das sog. Cingulum, es ist der Supervisor für unser Denken und Handeln. Dort werden unsere verbalen, emotionalen und kognitiven Reaktionen bewertet, noch bevor wir sie ausführen. Funktioniert dieser Kontrolleur nicht optimal, reden und handeln wir, ohne es vorher überprüfen zu können, nach dem Motto: „Was weiß ich, was ich sage oder tue, bevor ich es gesagt oder getan habe?"

Die Folgen sind dann deutlich im Verhalten des Betreffenden spürbar:
- Die Fähigkeit zur Selbstkontrolle und das vorausschauende Denken sind beeinträchtigt.
- Das Sozialverhalten bleibt in der Reife zurück, da die Konditionierung nicht greift, bei der schlechtes Verhalten mit Strafen oder Privilegienentzug verbunden wird.
- Die Selbstmotivation und der Antrieb für Routinearbeiten gelingen nicht.
- Die mangelnde autonome Erregung muss durch starke äußere Reize ausgeglichen werden (andere provozieren, Streit auslösen, widersprechen, motorische Bewegungen wiederholen, laute Musik hören etc.).

Mit viel Mühe und Anleitung kann eine einigermaßen funktionierende Kontrolle durch ein Verhaltenstraining erlangt werden, die aber sehr stressanfällig ist und bei emotionaler Erregung leicht versagen kann.

Die Verbesserung des Selbstwertgefühls ist ein wichtiger Bestandteil jeder Therapie, was zugleich bedeutet, nicht nur am Symptom zu arbeiten, sondern auch an dessen Ursachen. Bei einer ausgeprägten Symptomatik infolge neurobiologischer Defizite ist eine erfolgreiche Behandlung oft nur in Kombination mit wirksamen Medikamenten möglich, die natürlich eingebettet sein sollte in ein mehrere Ebenen umfassendes Behandlungsprogramm. Ein solches multimodales (verschiedene biopsychosoziale Bereiche umfassendes) Behandlungsprogramm bei rechtzeitiger Anwendung kann sehr gute und dauerhafte Erfolge bringen. Denn unser Gehirn ist kein starres Gebilde, es kann sich bis ins hohe Alter den Anforderungen anpassen, wenn es nicht zu stark in seiner Funktion gestört ist, da sonst viele Nervenzellen schon untergegangen sind.

Nur geringe hirnorganische Defizite lassen sich über eine Verhaltenstherapie allein dauerhaft bessern. Sport, gesellschaftliche Aktivitäten, Freunde, verständnisvolle Gespräche, Erfolge, Musik, Entspannungsübungen sind hierbei ergänzende und geeignete therapeutische Maßnahmen. Bei ausgeprägten Verhaltensstörungen ist manchmal eine begleitende und ursachenorientierte medikamentöse Behandlung erforderlich. Bei einigen Kindern und Jugendlichen ermöglicht diese erst eine erfolgreiche Verhaltenstherapie.

5 Gehirn, Umwelt und Verhalten

Das Gehirn bestimmt unser Verhalten, Verhalten wiederum formt unser Gehirn. Funktionsstörungen blockieren die Entwicklung, ihre Beseitigung ermöglicht die Aneignung neuer Verhaltensweisen. Das Erlernen und Trainieren von Verhaltensweisen schafft neue und verstärkt schon vorhandene Netzstrukturen im Nervensystem (neuronale Netze). Gehirnstrukturen werden dadurch langfristig verändert. Die Wissenschafter nennen das die Neuroplastizität (Verformbarkeit) des Gehirns. Sie bleibt lebenslang erhalten, nimmt aber mit dem Alter wesentlich ab. Das Gehirn eines Kindes wird in den ersten Monaten der Schwangerschaft angelegt, in denen es auch besonders empfindlich und störanfällig ist.

5.1 Was beeinflusst die Gehirnentwicklung?

a) Toxine (Giftstoffe) in der Schwangerschaft als wichtige Ursache für Funktionsstörungen des Gehirns

Toxine schädigen Entwicklung, Verhalten und Selbstwertgefühl gleichermaßen und das manchmal folgenschwer. Alkoholgenuss und Rauchen in der Schwangerschaft sind dabei die häufigsten Ursachen für angeborene Funktionsstörungen des Gehirns. Beides sind viel benutzte legale Drogen als Mittel zur Entspannung, zum „Abschalten", um Ängste zu unterdrücken oder „einfach so" als Gesellschaftsmittel.

Alkohol – Alkoholembryopathie
Alkohol verändert unsere Wahrnehmung und kann unter bestimmten Voraussetzungen eine Abhängigkeit erzeugen, von der man nur schwer wieder loskommt. Viele depressive Menschen unterdrücken ihr Ängste und Zwänge mit Alkohol. Ein Alkoholkranker hat fast immer Selbstwertprobleme und ist starken privaten und psychischen Belastungen ausgesetzt.

Frauen im gebärfähigen Alter, die regelmäßig Alkohol trinken, können ein Kind mit einer Alkoholembryopathie bekommen. Sie ist die Folge einer toxi-

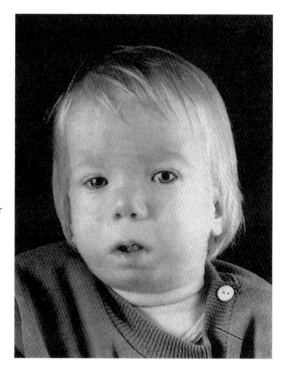

Abb. 10: Ein Kind mit typischer angeborener Schädigung durch Alkoholgenuss der Mutter in der Frühschwangerschaft
(aus: Klinikarzt 20 (1991) 4: 228–232, Löser H, Abb. 2. Abdruck mit freundlicher Genehmigung von Frau Else Löser)

schen Schädigung des sich entwickelnden Kindes durch Alkoholgenuss der Mutter besonders in den ersten Monaten der Schwangerschaft. Schon das Konsumieren geringer Alkoholmengen in der Frühschwangerschaft kann die körperliche, geistige und soziale Entwicklung des Embryos erheblich beeinträchtigen.

Alkohol ist ein Zellgift, es hemmt die Zellteilung und beeinträchtigt dadurch deren Differenzierung. Gerade das embryonale Gehirn ist am zellreichsten und in den ersten drei Schwangerschaftsmonaten am empfindlichsten gegenüber Zellgiften.

Dabei kommt es je nach Schädigungsgrad zu unterschiedlicher Symptomatik, auch abgeschwachte Formen sind möglich, die dann besondere diagnostische Schwierigkeiten bereiten. Die betroffenen Kinder bieten Hirnleistungsstörungen mit Defiziten in der Konzentration, im Lernen, in der sprachlichen und motorischen Entwicklung sowie im Verhalten; meist sind sie hyperaktiv und aggressiv. Bei der schweren Ausprägungsform der Alkoholembryopathie bieten die betroffenen Kinder körperliche Symptome, wie einen typischen Gesichtsausdruck mit weitem Augenabstand, einem kleinen Mund mit schmalen Lippen, einen verlängerten und schlecht modellierten Nasenoberlippenbereich, nach oben offene Nasenlöcher, einen breiten und flachen Nasenrücken und tief ansetzende Ohren. Häufig sind auffällige Handlinien- und Fingeranomalien vorhanden.

Nikotin – „Raucherbaby"

Rauchen wirkt stimulierend (anregend) auf das Gehirn, weil es die Ausschüttung des Botenstoffes Dopamin erhöht. Dopamin aktiviert das Belohnungssystem, wirkt psychomotorisch beruhigend und entspannend, was vorübergehend die Konzentration verbessern kann. Viele Menschen mit einem Dopaminmangel, wie er beim ADHS vorhanden ist, sind deshalb starke Raucher. Für sie ist das Rauchen eine Art der Selbstbehandlung, aber leider nicht selten mit fatalen Folgen für ihre Gesundheit und den Geldbeutel.

b) Infektionen in der Schwangerschaft

Infektionen in der Schwangerschaft können die Gehirnentwicklung wesentlich beeinflussen; Röteln, Windpocken und Toxoplasmose sind Beispiele dafür.

c) Hochgradige Unreife bei der Geburt

Frühgeburten mit einem Geburtsgewicht von unter 1500 g sind ebenfalls gefährdet.

Auf die letzteren beiden Ursachen soll wegen ihres allgemeinen Bekanntheitsgrades nicht weiter eingegangen werden.

Viel wichtiger, aber bisher weniger bekannt und wesentlicher für die Gehirn- und Verhaltensentwicklung eines jeden Kindes ist sein soziales Umfeld. Es prägt über die sog. Spiegelneurone Entwicklung und Verhalten des Kindes dauerhaft.

5.2 Die Bedeutung der Vorbildwirkung für Verhaltensbildung

> *„Verlange nur das von deinem Kind, was du ihm auch vorlebst!"*

Kinder und Jugendliche brauchen zur Verhaltensbildung Bezugspersonen, zu denen sie emotionale Bindungen und eine auf gegenseitiges Vertrauen basierende, tragfähige Beziehung aufbauen. Durch deren Verhalten erlernen und verinnerlichen sie die ihnen vorgelebte Einhaltung von sozialen Normen und vereinbarten Grenzen. Zur unbewussten Übernahme vorgelebter Verhaltensweisen dienen die in jedem Gehirn vorhandenen Spiegelneurone. Mit ihnen reflektiert das sich entwickelnde Kind das Verhalten der Umgebung, um es in seinem Gehirn abzuspeichern. So verinnerlicht das Kind automatisch, d.h. ohne aktives Zutun, das Verhalten seiner Umgebung. Handlungsabläufe werden übernommen und prägen sich ein, die niemals vorher vom Kind selbst geübt, sondern immer nur beobachtet wurden.

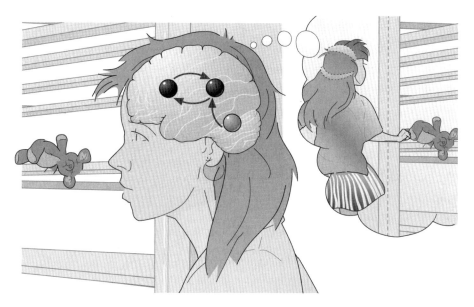

Abb. 11: Spiegelneuronen. Optische Eindrücke werden im Gehirn gespeichert und über Spiegelneuronen mit den dazugehörigen Handlungen verbunden, so dass wir diese vorausschauend erfassen und Fähigkeiten entwickeln, ohne diese geübt zu haben.

5.3   Fördern und fordern – durch Spielen lernen

Das soziale Umfeld soll Motivationen zur kreativen Tätigkeit und zum Lernen wecken, dem Kind zu Erfolgen verhelfen, Erfahrungen und Selbstvertrauen vermitteln.

5.3.1   Die Bedeutung des Spielens

Das Spiel ist eine Vorstufe des Denkens von Erwachsenen, das auf Zufriedenheit durch Erfolg, Anerkennung und Leistung ausgerichtet ist, und es hat für spätere schöpferische Tätigkeiten eine wegbereitende Bedeutung. Das Spiel des Kindes verrät uns seinen Entwicklungsstand.

Die Wissenschaft definiert das Spielen des Kindes als ein Leben in einer tagträumerischen „Nebenrealität". Das Kind muss dabei den Kontakt zur Realität jederzeit und prompt wiederherstellen können, um mit den anderen Kindern zu agieren. So kann ein Stück Plastik ein Auto oder ein Stück Stoff eine Puppe sein. Bei Kindern mit einem Asperger-Syndrom z. B. ist dieser schnelle Wechsel auf Grund ihrer Störung nicht möglich, sie reagieren verlangsamt und umstellungserschwert, ähnlich wie Kinder mit einem ausgeprägten ADS ohne Hyperaktivität.

69

Spielen soll Spaß machen, zweckfrei, entlastend und auch spannend sein. Die Fähigkeit zum Spielen ist wichtig für die Entwicklung persönlicher Fähigkeiten, wie Beharrlichkeit, logisches Denken, Flexibilität, motorische Fertigkeiten und Erfahrungen. Mit Hilfe des Spielens trainiert das Kind seine Wahrnehmungsfähigkeit, es erkennt seine Stärken und Schwächen, gewinnt Selbstvertrauen, erwirbt Wissen und Erfahrungen. Im Spiel werden kindgemäß soziale Fähigkeiten erworben, die für die spätere Lebensbewältigung notwendig sind. Das Kind übt dabei, emotional belastende Situationen auszuhalten und zu meistern. Verlieren können, unterlegen sein, aber auch sich Stärkeren gegenüber behaupten, Schwächeren helfen und Durchhaltevermögen trainieren sind wichtige soziale Eigenschaften, die die spätere Arbeitshaltung formen und erkennen lassen.

> Spielen trainiert die Wahrnehmungsverarbeitung und das Sozialverhalten, es erfordert eine Struktur und ein Ziel.

Es werden Funktionsspiele, Rollenspiele und Konstruktionsspiele unterschieden, die alle für die Entwicklung des Kindes sehr wichtig sind, und mit deren Hilfe Aussagen über seinen Entwicklungsstand und sein Verhalten getroffen werden können.

Funktionsspiele sind lustbetontes Üben feinmotorischer Bewegungsabläufe und der Koordination. Dazu gehören auch Malen, Basteln, Ballspiele, Singen, Erzählen, Beobachten, Hören (auditive Wahrnehmung), Mengenerfassung, Wett- und Geschicklichkeitsspiele. Alles wird mehrfach wiederholt, Bahnen für die Wahrnehmungsverarbeitung bilden sich im Gehirn aus, auf die das Kind später zurückgreifen kann und die bei jeder Wiederholung immer stabiler werden. Das Kind erwirbt dadurch Voraussetzungen, von denen es sein Leben lang profitiert.

Rollenspiele: Das Kind versetzt sich in verschiedene Rollen und erlebt dabei für sich Situationen, die den Umgang mit Gefühlen und sein Sozialverhalten schulen. Unbelebte Dinge werden in der Fantasie zum Spielpartner. Kreativität, Gefühlssteuerung, soziale Kompetenz werden entwickelt und gebahnt. Das Rollenspiel ist eine wichtige Form der Selbsterfahrung und der Erprobung von neuen Strategien. Im Rollenspiel lernt das Kind zu hinterfragen, wie sein Verhalten auf den Spielpartner wirkt und es lernt, seine Körpersprache zu verstehen.

Konstruktionsspiele setzen vorausschauendes Denken, planmäßiges Vorgehen, Anwendung von Erfahrungen und logisches Denken voraus. Sie fördern Gedächtnis, Merkfähigkeit und Kreativität. Das Spielen erfolgt mit einem Ziel, dessen Erreichen Erfolg bedeutet und ein Glücksgefühl auslöst. Spielen in glücklicher Selbstvergessenheit vermittelt ein Gefühl, das sich später beim Lernen wiederholen sollte.

Auffälligkeiten im Spielverhalten, die auf eine mögliche Entwicklungsstörung hindeuten, sind:

- Eine Abstimmung im Spielverlauf mit den anderen gelingt nicht. Das Kind kann sein Verhalten dem der anderen nicht anpassen, Mitspielen gelingt ihm nicht. Das Kind spielt notgedrungen allein, weil es nicht anders kann.
- Das Kind kann sich in eine spielende Gruppe nicht einbringen, es verlässt traurig oder aggressiv die Spielgruppe und spielt allein.
- Das Kind kann der Spielhandlung nicht folgen, es denkt zu langsam, ist umstellungserschwert oder zu unkonzentriert. Sein Verhalten hemmt den Spielverlauf. Es wird ausgegrenzt und abgewiesen, was zu Frust führt.
- Das Kind will immer bestimmen und kann sich in der Gruppe nicht unterordnen, wird schnell aggressiv und beschimpft die anderen.
- Das Kind will immer gewinnen, es verweigert das Weiterspielen, wenn es verliert.
- Das Kind will allein mit immer denselben Gegenständen spielen, die stereotyp hin und her bewegt werden.
- Das Kind hortet und sammelt alles, was es findet und kann sich von nichts trennen, obwohl es nicht damit spielt. Auch das kann ein Hinweis auf eine beginnende Selbstwertproblematik sein, die mit einem Gefühl der Benachteiligung einhergehen kann.

Hier ist über das Spielen zeitig eine Verhaltenskorrektur anzustreben und bei Erfolglosigkeit nach möglichen Ursachen zu suchen z. B. in der Wahrnehmungsverarbeitung, im Geschwisterkonflikt oder durch mangelnde Förderung.

5.3.2 Kindergarten als Vorbereitung auf die Schule

Die Frühförderung muss in den meisten Kindergärten unbedingt an Qualität und Quantität verbessert werden. Regelmäßige Spiel- und Sportstunden mit Förderung in der Wahrnehmungsverarbeitung müssten zum Tagesablauf gehören. Bei dem jetzt vorwiegend praktizierten freien Spiel bemerken die Erzieher kaum Defizite in der Feinmotorik, der Visuomotorik, der auditiven Wahrnehmung, der Koordination, dem Sozialverhalten und der Gruppenfähigkeit.

Diese Kinder sind den Anforderungen der Schule dann nicht gewachsen, da keine Frühförderung erfolgen konnte. Sie erleben ihre Defizite in der Schule, was zu einer Kettenreaktion an Enttäuschungen führt mit sehr unterschiedlichen Folgen. Die Kinder hätten zwar, wie es immer wieder betont wird, bei dieser Form der Kindergartenbetreuung ein selbstsicheres Auftreten, wenn sie eingeschult werden, aber das verlieren sie sehr schnell, wenn sie das Gefühl des Versagens bei den schulischen Anforderungen im Leistungs- und Sozialverhalten immer stärker verspüren.

Eine geordnete Struktur im Kindergartenalltag und altersentsprechend gezielte Förderung auf spielerischer Basis könnten die Schulfähigkeit allgemein und das Lernvermögen einzelner Kinder deutlich verbessern. Frühförderung bedeutet Training der Wahrnehmungsverarbeitung, der Motorik, des Sozialverhaltens und der Gruppenfähigkeit.

> Wenn ein Kind beim Lösen altersentsprechender Aufgaben Probleme hat, besteht ein Übungsbedarf. Bringt auch wiederholtes Üben keine Erfolge, sind dafür die Ursachen zu suchen.

Beispiele für fördernde Beschäftigungsprogramme im Kindergarten:

- Freies und gelenktes Spielen,
- freies und gelenktes Malen und Basteln, an dem sich alle Kinder beteiligen,
- Übung der Sprache, des Sprechens und der Satzbildung,
- Training sozialer Fertigkeiten, wie Essen, Sauberkeit, Tischdienst, Anziehen, Hygiene,
- Bewegungsspiele mit gymnastischen Übungen und dem Ball,
- Rollenspiele mit Anleitung zur Körpersprache und Konfliktlösung,
- Training der Konzentration, des Zuhörens und der Meinungsbildung im Stuhlkreis,
- feinmotorische Übungen, wie geometrische Figuren malen, Linien einhalten, Stifthaltung, Muster mit Würfeln nachlegen,
- spielerisch den Mengenbegriff erlernen und von 0 bis 6 automatisieren.

Dabei sollte der Entwicklungsverlauf durch die Erzieherinnen und Erzieher beobachtet und protokolliert werden.

Ziel dieser Frühförderung

Bei der Einschulung sollten die Kinder den Anforderungen gewachsen sein, damit die Freude am Lernen nicht vergeht.

Kinder und Jugendliche sind von Natur aus lernmotiviert, wenn sie nicht überfordert werden. Sie möchten Erfolge und Anerkennung genießen. Dazu bedarf es auch motivierter Lehrer und einer Schule, in der sich die Schüler wohl fühlen. Es ist bekannt, dass Mitarbeit und Noten der Schüler bei den Lehrern besser sind, die einen interessanten Unterricht gestalten und zu denen Empathie und gegenseitiges Vertrauen besteht. Neben dem Elternhaus ist die Schule mit ihren Lehrern für die Entwicklung des Selbstwertgefühles und der sozialen Kompetenz der Kinder und Jugendlichen von größter Bedeutung.

5.4 Die Erziehung

5.4.1 Erziehen ist schwer, richtig erziehen noch schwerer

Erziehen heißt Vermitteln von sozialen Normen und erwünschten Verhaltensweisen, aber auch das Vermitteln der Fähigkeit, das eigene Verhalten zu steuern, um Reaktionen kontrollieren zu können. Erziehung setzt eine emotional warme und tragfähige Beziehung zwischen Eltern und Kind voraus. Die Eltern sollten durch ihr Verhalten Vertrauen wecken und Botschaften an ihre Kinder übermitteln, wie z. B.:

„Wir haben dich lieb."
„Wir lieben dich, so wie du bist."
„Du bist einzigartig und in dir stecken viele Fähigkeiten."
„Aber wir erwarten auch etwas von dir, z. B. dass du
- dich bemühst, den täglichen Anforderungen gerecht zu werden,
- die Regeln, die in unserer Familie bestehen, einhältst,
- auf deine Gesundheit achtest und deinen Körper pflegst,
- Verantwortung übernimmst und deine Pflichten erfüllst,
- andere Menschen respektierst, sie achtest und ihnen kein Leid zufügst."

Solche klar formulierten Erwartungen sollten den Kindern so früh wie möglich vermittelt werden.

Soziale Einordnung ist immer mit der Anerkennung sozialer Normen verbunden. Diese müssen so früh wie möglich mit den Kindern eingeübt werden, um soziale Misserfolge zu verhindern.

Das Einhalten einer gewissen Ordnung und das Erledigen kleiner kindgemäßer Pflichten können schon ab dem zweiten Lebensjahr eingefordert und mit Lob und Anerkennung quittiert werden.

Ein einheitlicher Erziehungsstil beider Eltern gibt dem Kind Sicherheit. Die Großeltern sollten z. B. nicht die Anweisungen der Eltern unterlaufen, das verunsichert das Kind und untergräbt die Autorität der Eltern.

Grundsätzlich sollten die Eltern:
- Absprachen treffen und deren Einhaltung konsequent einfordern,
- Grenzen klar formulieren, die auch von allen eingehalten werden,
- bei starker Erregung das Zimmer verlassen, sich abreagieren, um dann sachlich, ruhig und angemessen Streitigkeiten zu klären,
- nicht alles selbst machen, sondern dem Kind zeigen, wie es gemacht wird,
- nicht ständig gängeln, sondern Selbständigkeit fördern,
- sich in keine unsinnigen Diskussionen einlassen.

Richtige Belohnung

Lob und Anerkennung – davon kann ein Kind nicht genug bekommen, aber beides muss angemessen und verdient verteilt werden:

- „Ich bin stolz auf dich!" sagen, wenn es berechtigt ist,
- dem Kind Fähigkeiten zutrauen – „Ich wusste, dass du es kannst.",
- „Du darfst mir helfen.",
- das Kind anlächeln, umarmen, ihm einen Kuss geben,
- etwas gemeinsam machen als Belohnung,
- Belohnung durch Geschenke oder Geld,
- Punkte vergeben zum Sammeln und Eintauschen gegen kleine Belohnungen,
- Fernseh- oder PC-Zeiten vergeben.

		Mo	Di	Mi	Do	Fr	Sa	So
	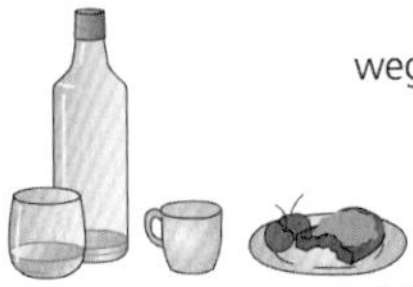 Geschirr wegräumen							
	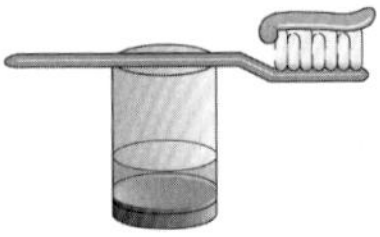 Zähne putzen/ waschen							
	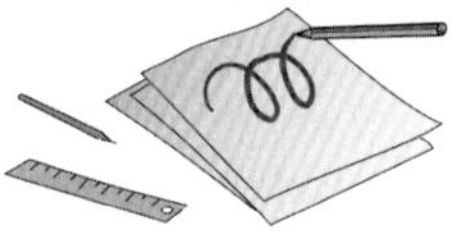 Üben							
	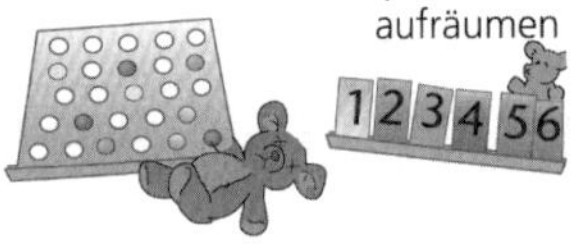 Spielsachen aufräumen							
	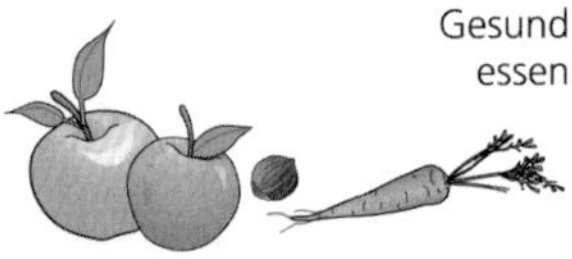 Gesund essen							
	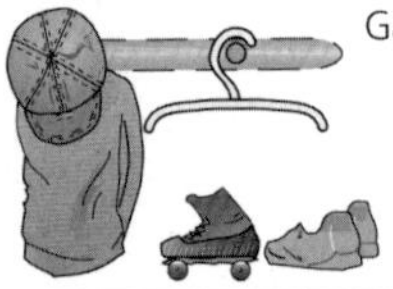 Garderobe auf- hängen							
	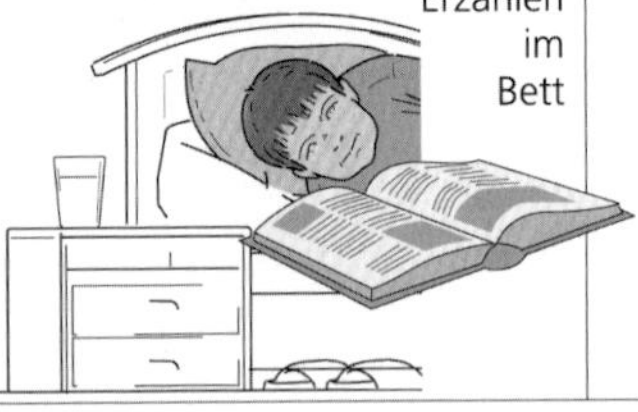 Erzählen im Bett							

Abb. 12: Pflichtenplan für Judith, 5,2 Jahre alt

5.4.2 Wie viel Erziehung braucht ein Kind?

Die erzieherischen Erfolge der Mutter bzw. des Vaters korrelieren mit deren psychischer Stabilität. Eine psychisch labile Mutter mit schlechtem Selbstwertgefühl oder ein Vater mit psychischen Störungen, wie Ängsten oder Zwängen, können dem Kind nur schwer Halt geben. Sie neigen zur Inkonsequenz und zum Verwöhnen.

Es gibt mütterliches/väterliches Verhalten, das häufig vorkommt, aber nicht immer zum Vorteil der Entwicklung des Kindes ist:

• Überbesorgtheit, dem Kind alle Schwierigkeiten abnehmen,
• Überängstlichkeit und Einengen der Selbständigkeitsbestrebungen des Kindes,
• Inkonsequenz, keine Kontrolle der Einhaltung von Verboten,
• Unberechenbarkeit, Reaktion auf Fehlverhalten je nach Laune,
• Verwöhnen, weil in der eigenen Kindheit Defizite bestanden,
• schnelle Aufregung, spontanes und unangepasstes Handeln,
• Abwertung des Kindes und Zitieren von Tatsachen aus der Vergangenheit,
• eigene Unordnung, ständiges Suchen und sich von nichts trennen können,
• ständige Wiederholungen, viel reden, keine klaren Anweisungen,
• fordern vom Kind, was selbst nicht vorgelebt wird,
• Perfektionismus, „Superordnung" verlangen, Unruhe und Hektik verbreiten,
• schlecht über den Vater/die Mutter, über die Geschwister, über die Großeltern oder die Lehrer sprechen,
• vom Kind Ehrlichkeit fordern und selbst häufig „Notlügen" gebrauchen.

Wenn viele dieser Punkte zutreffen, kann Erziehung nicht erfolgreich sein.

Kinder und Jugendliche, für die es keine eindeutigen Grenzen und Regeln gibt, fühlen sich aufgefordert, selbst zu bestimmen, was sie tun und lassen wollen. Sie entziehen sich den elterlichen Wünschen und den sozialen Normen. Wenn das zur Gewohnheit wird, verlieren die Eltern zunehmend ihren erzieherischen Einfluss und haben es schwer, eingeschliffene Verhaltensweisen wieder rückgängig zu machen.

Die Eltern reagieren, von der Situation überfordert, ablehnend und enttäuscht gegenüber ihren „undankbaren" Kindern. Es beginnt ein intrafamiliärer Konflikt, bei dem sich sowohl die Eltern als auch die Kinder ungerecht behandelt und schuldlos fühlen.

Weder eine autoritäre noch eine zu kumpelhafte antiautoritäre Erziehung konnte den gesellschaftlichen Ansprüchen auf Dauer genügen. Heute wird als Mittelmaß von beiden die „autoritative Erziehung" als guter Erziehungsstil angesehen.

Der autoritative Erziehungsstil stellt klare Anforderungen an das Kind oder den Jugendlichen, fördert dessen Selbständigkeit und setzt gleichzeitig aber auch Grenzen. Forderungen in Form kleiner häuslicher Pflichten, die der Betreffende je nach Alter selbständig und eigenverantwortlich erledigt, sind eine wichtige Voraussetzung für eine altersgerechte Persönlichkeitsentwicklung. Forderungen sollen Erfolge und Anerkennung ermöglichen, die selbstbewusst machen und motivieren.

Ein wichtiges Erziehungsziel ist das Erlangen von sozialer Reife bei altersentsprechend entwickelter Persönlichkeit.

Kriterien der sozialen Reife
Jugendliche haben bei guter sozialer Reife

- eine gewisse Lebensplanung,
- die Fähigkeit zum zeitlich überschaubaren Denken,
- die Fähigkeit, Gefühle rational zu verarbeiten,
- die Fähigkeit, selbständig zu urteilen und Entscheidungen zu treffen,
- eine ernsthafte Einstellung zu Pflichten,
- eine gewisse Eigenständigkeit und Abgrenzungsfähigkeit,
- ein Streben nach Selbständigkeit und Unabhängigkeit.

Grenzen braucht jedes Kind, sie geben ihm Sicherheit.
Ein verunsichertes Kind reagiert ängstlich oder aggressiv.

5.4.3   Die verwöhnende Erziehung

Verwöhnende Erziehung ist eine Hauptursache für Verhaltensstörungen, die eigentlich nicht zu sein brauchten und so auch nicht gewollt sind. Eltern verwöhnen gern. Sie glauben, ihr Kind dadurch glücklicher und dankbarer zu machen. Verwöhnen wird mit Liebe gleichgesetzt, was für diese Kinder und Jugendlichen ein fataler Trugschluss ist, denn ihre Entwicklung leidet. Durch Verwöhnen will man dem Kind Liebe beweisen, aber manchmal soll damit Liebe auch erkauft werden. Leider wird so eher das Gegenteil erreicht. Eine Mutter mit schlechtem Selbstwertgefühl versucht, sich über Verwöhnen als eine sehr gute Mutter zu bestätigen; sie glaubt, damit den Grundstein für eine uneingeschränkte Liebe verbunden mit großer Dankbarkeit des Kindes ihr gegenüber für ein Leben lang gelegt zu haben. „Du bist die beste Mutter der Welt", ist eine Aussage, die sie braucht.

Verbietet sie ihrem Kind etwas, leidet sie, weil sie glaubt, ihr Kind würde sie nicht mehr so innig lieben. Deshalb könnte sie es nicht übers Herz bringen, ihrem Kind auch nur einen Wunsch abzuschlagen. Aber wie lange hält sie das durch? Nicht nur das Kind wird größer, auch dessen Wünsche und Ansprüche. Es beginnt, sich dann selbst zu bedienen, weil es nicht begreifen kann, warum ihm auf einmal etwas nicht genehmigt wird.

Großeltern, die schon immer das Kind verwöhnt haben, werden später von ihm zuerst enttäuscht. Wird ihrem „Liebling" ein Wunsch nicht erfüllt, entwendet er heimlich Geld oder Gegenstände, um sich seinen Wunsch erfüllen zu können. Wenn die Großeltern das bemerken, reagieren sie entsetzt und beschuldigen dann oft die Mutter: „Sie hat das Kind nicht richtig erzogen!" Dabei waren sie es wahrscheinlich häufig, die die Erziehung der Mutter untergraben haben.

Bei der Trennung der Eltern kämpft manchmal jedes Elternteil um die Gunst des Kindes. Beide Eltern verwöhnen es, damit es bloß nicht unter der Trennung leidet. So ein Kind lernt bald, dass seine Eltern erpressbar sind: „Wenn ich das nicht kriege, ziehe ich zum Papa." Solch eine Strategie sollte von Anfang an erkannt und unterbunden werden.

Eine weitere Ursache für den Beginn einer Verhaltensstörung ist, dass der allein lebende Elternteil dazu neigt, sein Kind als Partnerersatz zu benutzen. Diese Einbeziehung in den elterlichen Konflikt hat meist eine psychische Überforderung des Kindes zur Folge.

> Ein sehr verwöhntes Kind, dem keine Grenzen aufgezeigt und dem alle Wünsche erfüllt werden, kann später zum egoistischen Tyrannen werden. Die verwöhnenden Eltern werden später vom Jugendlichen wenig respektiert. Er hat verinnerlicht, dass er seine Eltern „im Griff" hat und sie ihm deshalb keine verlässliche Stütze und kein Vorbild sein können.

Eine sich immer wiederholende Entwicklung nimmt ihren Lauf:

Verwöhnende Erziehung
↓
Hohe Anspruchshaltung gegenüber anderen
↓
Wenig eigene Anstrengungsbereitschaft
↓
Unzufriedenheit beiderseits
↓
Erpresserische Beschaffungsmaßnahmen
↓
Aggression und Ablehnung beiderseits
↓
Beiderseitige Enttäuschungen
↓
Frustration verbunden mit dem Gefühl ungerechter Behandlung
↓
Aus dem Kind wird ein egoistischer Tyrann

5.4.4 Erziehung setzt Grenzen mit Konsequenzen

Grenzen und Konsequenzen in der Erziehung müssen sein, auch wenn sie als Strafe empfunden werden. Es hilft dem Kind nicht, wenn:

- Es abgewertet wird und Moralpredigten gehalten werden,
- Altes immer wieder hervorgeholt wird,
- keine konkreten Absprachen vorliegen,
- ungerechtfertige Schuldzuweisungen erfolgen,
- eigener Ärger und eigene Reaktionen nicht unter Kontrolle sind,
- die Strafen je nach Laune der Eltern unterschiedlich ausfallen,
- es für kleinste Anlässe die gleiche Strafe gibt wie für schwere Vergehen (willkürlicher Umgang mit Strafen),
- Strafen angedroht, aber nicht eingehalten werden,
- Strafen ohne Lernmöglichkeit erteilt werden, wie Schimpfen, Schlagen, Stubenarrest,
- Pendelerziehung mit Aussetzen der Strafe erfolgt,
- eine Strafe durch Dritte als ungerecht abgewertet wird,
- die strafende Person als unfähig abgewertet wird,
- die Strafe aufgeschoben wird, bis „der Vater von der Arbeit kommt",
- Geschwister bevorzugt werden.

Richtige Grenzen und Konsequenzen:

- Sich um Gerechtigkeit bemühen,
- klare Anweisungen mit konkreten Angaben erteilen,
- konsequent die Einhaltung der Absprachen einfordern,
- Grenzen setzen, die auch von allen eingehalten werden,
- unangebrachtes Verhalten nicht beachten, aber Wiedergutmachung einfordern,
- bei Streit das Zimmer verlassen und sich draußen angemessen abreagieren,
- nicht ständig über Kleinigkeiten schimpfen,
- Privilegien entziehen, Computer- und Fernsehverbot,
- zusätzliche Lernarbeit und Pflichten für begrenzte Zeit erteilen,
- als Schadensbehebung finanzielle Beteiligung einfordern,
- Negativpunkte verteilen oder Belohnungspunkte abziehen,
- Enttäuschung zeigen, Mut machen und erwarten, dass es klappt,
- sich in keine Diskussionen einlassen.

Medizin und Pädagogik begleiten und prägen mit ihren wissenschaftlichen Grundlagen die Entwicklung der Kinder und Jugendlichen. Beide Wissenschaften müssen sich gegenseitig ergänzen. Nur das Entwickeln gemeinsamer Strategien hilft den Kindern und Jugendlichen bei der Lösung ihrer Probleme im Leistungs- oder Verhaltensbereich. Wobei die Neurobiologie und die bildgebenden Verfahren der Psychiatrie die hirnorganischen Grundlagen für Erklärungen von immer mehr Störungen im Lern-, Leistungs- und Verhaltensbereich liefern, auf die auch die Pädagogik zurückgreifen sollte. Jeder Mensch muss als eine biopsychosoziale Einheit in seinem individuellen sozialen Umfeld mit allen seinen behandlungsbedürftigen Auffälligkeiten gesehen werden. Deren Ursachen sind in dieser Einheit zu suchen.

Von der in den 1970er Jahren praktizierten Trennung von psychischen und neurologischen Erkrankungen findet man jetzt Dank der modernen bildgebenden Verfahren immer mehr zur Wiedervereinigung beider Disziplinen zurück. Das bedeutet aber auch, dass jede Verhaltensauffälligkeit, sowohl milieureaktiv, genetisch und hirnorganisch abgeklärt werden sollte. Leider gibt es mancherorts dafür nicht ausreichend Fachleute. Im Interesse ihrer Kinder sollten sich die Eltern bei der Ursachenfindung von Verhaltensauffälligkeiten dieser Denkweise bedienen, um sich bei der Vielzahl der angebotenen Therapien besser orientieren und entscheiden zu können.

6 Wahrnehmungsverarbeitung und Stress

6.1 Stress als Ursache und Folge veränderter Wahrnehmung

Lernstörungen, Versagensängste und aggressives Verhalten gehen mit Stress einher, der sich durch die schulischen Anforderungen noch verstärkt. Eine frühzeitige kontinuierliche Förderung aller Wahrnehmungsbereiche zu Hause und im Kindergarten würde für viele Kinder bedeuten, den schulischen Anforderungen besser gewachsen zu sein. Durch eine Herabsetzung des Einschulungsalters auf das fünfte Lebensjahr ist die bisher nur ungenügende Schulvorbereitung der Kinder nicht zu lösen, da eine gezielte Förderung durch spielerische Vermittlung von motorischen, kognitiven und sozialen Fähigkeiten nicht dem Lehrauftrag der Schule entspricht. Besser wäre es, im Kindergarten täglich zweimal dreißig Minuten gezielt und kontinuierlich die Voraussetzungen zur Erlangung schulischer und sozialer Fähigkeiten zu vermitteln. Damit ließe sich die Schulfähigkeit aller Kinder verbessern und die Kinder, die Schwierigkeiten in der Wahrnehmungsverarbeitung haben, würden besonders profitieren.

Schulfähig sein heißt, in der Gruppe bildungsfähig zu sein. Das bedeutet aber auch, dass die vorschulische Entwicklungsperiode erfolgreich abgeschlossen sein sollte, damit das Kind mit seinem Leistungsvermögen den schulischen Anforderungen gewachsen ist.

> Gutes vorschulisches Training in der Wahrnehmungsverarbeitung deckt Defizite auf, die dann noch vor Schulbeginn beübt oder behandelt werden können. Warten auf spontane Besserung bedeutet Zeitverlust und für das Kind Frust und Enttäuschung in der Schule.

Eine veränderte Wahrnehmungsverarbeitung zu haben, heißt auch, die Körpersprache der anderen nicht ausreichend zu verstehen. Das betroffene Kind reagiert infolge seiner oberflächlichen und veränderten Wahrnehmung unangepasst und für andere unverständlich. Wiederholt sich das, wird es schließlich ausgegrenzt, es fühlt sich abgelehnt, ohne zu wissen warum. Solche Kinder werden von ihren Mitschülern häufig gehänselt, verspottet, provoziert oder gemobbt. Sie geraten in eine Opferrolle, aus der heraus sie später zum Täter werden können.

Eine gestörte Wahrnehmungsverarbeitung erzeugt Stress, der auf Dauer psychisch und körperlich krank machen kann. Eine anlagebedingte Empfindlichkeit gegenüber Stress mit sich ständig wiederholenden konfliktbelasteten Situationen und anhaltender Enttäuschung erhöht die psychische Belastung des Körpers. Es kommt zu Dauerstress, der durch folgenden Kreislauf unterhalten wird.

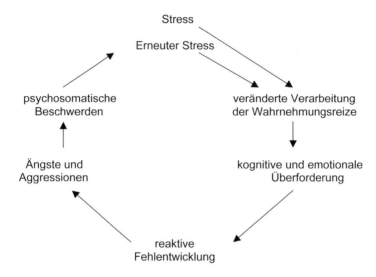

Eine Veränderung in der Wahrnehmungsverarbeitung mit emotionaler und kognitiver Überforderung beeinträchtigt das Selbstwertgefühl. Eine reaktive Fehlentwicklung führt zu Ängsten, Aggressionen und Panikattacken mit psychosomatischen Beschwerden.

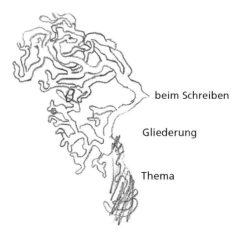

Abb. 13: Ein 10-jähriger Junge mit beeinträchtigter Wahrnehmungsverarbeitung malt auf, wie ihn seine Gedanken während des Aufsatzschreibens hindern, beim Thema zu bleiben.

6.2 Stress ist ein Bindeglied zwischen Veranlagung und Verhalten

Der Stress nimmt eine Schlüsselrolle bei der Regulierung des Verhaltens, der Gefühle und der kognitiven Leistungsfähigkeit ein. Dabei entscheidet die Stärke der Persönlichkeit darüber, wie Stress erlebt und verarbeitet wird. Veranlagung, Lebenserfahrung und aktuelle Belastung bilden die jeweilige Grundlage für die Bewältigung der Stresssituation. Was für den einen Stress bedeutet, erlebt ein anderer als angenehme Herausforderung.

> Wie Stress erlebt und verarbeitet wird, entscheiden genetisch bedingte Belastungsfähigkeit, soziale Reife, Selbstwertgefühl, emotionale Stabilität, vorhandene Bewältigungsstrategien, soziale Sicherheit und die aktuelle psychische Stabilität. Der richtige Umgang mit Stress ist erlernbar und lebensnotwendig.

Unter günstigen Bedingungen kann sogar eine objektiv gefährliche Situation ohne negative Stressreaktion gemeistert werden, wenn die Gefahr rechtzeitig erkannt wird und der Betreffende überzeugt ist, die Situation zu beherrschen.

6.3 Körperliche Auswirkungen von negativem Stress

Anzeichen für eine negative und damit schädliche Stressbelastung:

- Geringste Belastungen führen schon zur Überforderung; Befindlichkeit und seelisches Gleichgewicht werden gestört.
- Die Erregung steigt schnell und intensiv an.
- Innere Unruhe und Erregung bauen sich nur sehr langsam wieder ab.
- Das psychische Gleichgewicht bleibt noch lange gestört.
- Die Stressreaktionen treten mehrmals täglich auf und haben bereits zu psychosomatisch bedingten Erkrankungen geführt.

Die Wirkung von Stress auf das Nervensystem

Der Hippokampus (das Ammonshorn) ist das Arbeitsgedächtnis, dort treffen alle Reize ein. Hier werden sie nach ihrer Wichtigkeit sortiert und weitergeleitet zu den entsprechenden Zentren. Ankommende Reize, die vom Thalamus als bedrohlich bewertet werden, umgehen das Arbeitsgedächtnis und gelangen

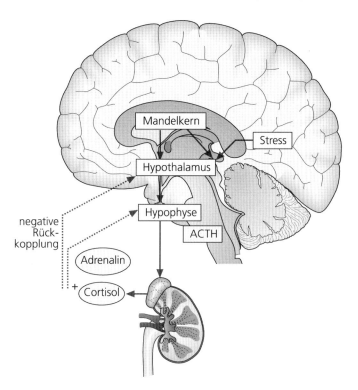

Abb. 14: Die Stressachse. Stress aktiviert die Hypothalamus-Hypophysen-Neben-
nierenrindenachse, d.h. der Hypothalamus reagiert auf Reize vom Man-
delkern, dem Gefühlsgedächtnis, und alarmiert über einen Botenstoff die
Hirnanhangsdrüse (Hypophyse). Diese gibt daraufhin ein bestimmtes
Hormon ab, das die Nebennierenrinde aktiviert. Diese schüttet dann die
Stresshormone Adrenalin, Noradrenalin und Cortisol in die Blutbahn. Es
kommt im Körper zur Stressreaktion. Ein erhöhter Cortisolspiegel im Blut
erregt erneut den Hypothalamus, über diese Rückkopplung entsteht ein
Kreislauf, der den Stress noch verstärken kann. Werden vom Körper keine
Gegenregulationsmaßnahmen getroffen, kommt es zur Panik mit all ihren
negativen Folgen.

direkt zum Mandelkern. Dafür ist der Thalamus zuständig, er ist der Gefah-
renmelder für schnelles reflektorisches Handeln (Handeln, ohne erst überlegen zu müssen). Von ihm geht außerdem gleichzeitig eine Information auf
einem langsamen Weg zum Stirnhirn. Hier wird die Situation endgültig nach
ihrer Bedrohlichkeit eingestuft. So kann eine als primär bedrohlich angesehe-
ne Situation nachträglich als harmlos bewertet werden.

Der Mandelkern ist das Gedächtnis für Gefühle. Er koordiniert als zentrale
Instanz alle Angstreaktionen und vergleicht sie mit früheren Erfahrungen, um
sofort bei drohender Gefahr den Hypothalamus zu aktivieren, damit dieser
einen Botenstoff freisetzt, der die Hypophyse (Hirnanhangsdrüse) alarmiert.

Die Hypophyse setzt dann das Stresshormon Corticotropin (ACTH = adreno-corticotropes Hormon) frei, das die Nebennieren veranlasst, die Stresshormone Adrenalin, Noradrenalin und Cortisol in die Blutbahn abzugeben. Die Stressreaktion beginnt.

Stress bedeutet für den Körper eine plötzlich erhöhte Anforderung an Aufmerksamkeit und Reaktionsgeschwindigkeit. Alle Bereiche des Körpers sind ganzheitlich auf eine bedrohliche Situation ausgerichtet, die Reizwahrnehmung ist eingeengt, Blutdruck und Blutzucker steigen.

Diese negativen Stressreaktionen laufen über vier Ebenen ab:

a) *Die kognitive Ebene*
   Sie umfasst alle geistig-gedanklichen Vorgänge, Denken und Wahrnehmung sind auf die Gefahr fixiert und eingeengt. Bei zu starkem Stress kann es zu Denkblockaden, Blackout-Reaktionen und Panik kommen.
   Dauerstress führt also zur Einschränkung von Wahrnehmungen und Informationsaufnahmen bis hin zum Untergang nicht mehr aktivierter Nervenzellen und ihrer Bahnen.

b) *Die emotionale (Gefühls-)Ebene*
   Alle Gefühle und Befindlichkeiten sind von einer inneren Unruhe geprägt und auf Reaktionen ausgerichtet, wie: Angriff/Aggression; Angst/Flucht; Resignation/Rückzug.
   Bei Dauerstress stabilisieren und automatisieren sich diese Grundmuster und können das Verhalten prägen.

c) *Die vegetativ-hormonelle Ebene*
   Die in die Blutbahn abgegebenen Stresshormone aktivieren das periphere Nervensystem, die Atmung und der Herzschlag beschleunigen sich, der Blutdruck steigt. Zucker und Fette werden vermehrt in die Blutbahn abgegeben. Die Hautgefäße verengen sich, die Haut wird blass und kaltschweißig, der Stoffwechsel ist aktiviert. Die Magen-Darmtätigkeit ist beschleunigt, was zu Bauchschmerzen mit Durchfall, zu Übelkeit und Erbrechen führen kann. Durch den erhöhten Cortisolspiegel im Blut wird die Immunabwehr geschwächt, Infektanfälligkeit und Allergiebereitschaft nehmen zu (Herpes oder „Schreckbläschen", allergischer Hautausschlag oder ein Asthmaanfall sind dafür typische Symptome).

d) *Die muskuläre Ebene*
   Die gesamte Skelettmuskulatur ist im Stress angespannt, da der Körper auf Angriff oder Flucht programmiert ist. Weitere Symptome sind erstarrte Mimik, Zittern, nervöse Bewegungen, Stottern, Tics und weiche Knie. Bei Dauerstress kommt es zu Kopf- und Rückenschmerzen als Folge einer ständigen Muskelanspannung, die die versorgenden Blutgefäße einengt. Zu wenig Sauerstoff und zu wenige Nährstoffe gelangen in die Muskulatur, deren Stoffwechselabfallprodukte nur unzureichend abtransportiert werden und eine schmerzhafte Übersäuerung verursachen. Mit der Zeit können sich diese Schmerzen automatisieren, sie werden dann reflexartig

beim geringsten Anlass ausgelöst, eine Schmerzbahnung erfolgt, ständige Rücken-, Arm-, Nacken- und Spannungskopfschmerzen sind typische Beispiele dafür.

Deshalb ist Stressbewältigung ein wichtiger Bestandteil der Psychotherapie.

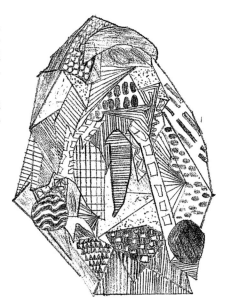

Abb. 15: Ein 11-jähriger hochbegabter Junge malt auf, wie er sein Denken unter starkem Stress empfindet: Er kann nichts denken und fühlen, nur riechen.

6.4 Stressbewältigung

Die folgenden Punkte können helfen, Stress besser zu verarbeiten.

- Stress vermeiden, den Tag strukturieren, planen, Konflikte vermeiden,
- den Umgang mit unangenehmen Situationen erlernen,
- sich Ruhe „befehlen",
- Entspannung üben, ruhiges bewusstes Atmen,
- Stresssituationen vermeiden, Arbeit verteilen, „Nein" sagen lernen, Belastungen abbauen,
- psychische Stabilität durch ein gutes Selbstwertgefühl,
- soziale Kompetenz, um Aufgaben abzulehnen, zu delegieren und andere dafür zu motivieren,
- gute rhetorische Fähigkeiten besitzen und die Körpersprache der anderen beachten,
- Entspannungstechniken üben, Sport treiben, sich Zeit für Hobbys nehmen, mit sich zufrieden zu sein und sich loben lernen,
- Ärger, Stress und Aggressionen körperlich abreagieren, z.B. mittels Auszeit, Boxsack, Wutkissen,
- Ablenkung finden, z.B. durch Musikhören, Tagebuch schreiben, mit Freunden reden,
- die Lebenssituation auf Dauer verbessern,
- eine Ruhezone schaffen, sich bei Erregung zurückziehen, abreagieren, neu auftanken,
- Termine nach Wichtigkeit ordnen, Leerlauf vermeiden, nach Plan arbeiten, einen Zeitpuffer lassen.

6.5   AD(H)S – ein Stresspotential

AD(H)S bedeutet Stress nicht nur für die Betroffenen, sondern auch für deren Umgebung. Bei den Betroffenen herrscht ein Chaos im Kopf, im Zimmer, am Arbeitsplatz, im Terminkalender und in der Schultasche. Sie fühlen sich ständig gestresst, da ihr Reizfilter nicht funktioniert und sie immer viel zu viele Gedanken im Kopf haben, die sie nicht ausblenden können.

Somit ist das AD(H)S geradezu ein Paradebeispiel für eine genetisch bedingte Funktionsstörung, die mit Stress und Verhaltensänderung einhergeht. Der Verlauf lässt sich nach folgendem Schema aufzeichnen:

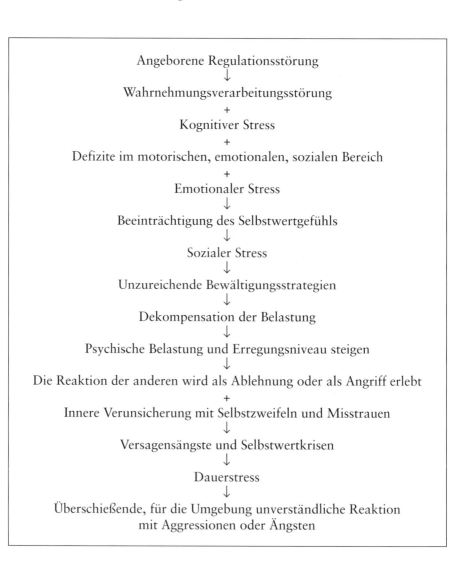

Angeborene Regulationsstörung
↓
Wahrnehmungsverarbeitungsstörung
+
Kognitiver Stress
+
Defizite im motorischen, emotionalen, sozialen Bereich
+
Emotionaler Stress
↓
Beeinträchtigung des Selbstwertgefühls
↓
Sozialer Stress
↓
Unzureichende Bewältigungsstrategien
↓
Dekompensation der Belastung
↓
Psychische Belastung und Erregungsniveau steigen
↓
Die Reaktion der anderen wird als Ablehnung oder als Angriff erlebt
+
Innere Verunsicherung mit Selbstzweifeln und Misstrauen
↓
Versagensängste und Selbstwertkrisen
↓
Dauerstress
↓
Überschießende, für die Umgebung unverständliche Reaktion
mit Aggressionen oder Ängsten

6.6   Ängste und Aggressionen in der Kindheit

Ängste und Aggressionen zeigen eine Störung im psychischen Gleichgewicht an. Sowohl aggressive als auch ängstliche Kinder und Jugendliche benennen als Ursache für ihr Verhalten viele Gemeinsamkeiten. Beide Gruppen haben eine geringe Selbstakzeptanz, „disqualifizieren" sich ständig, trauen sich wenig zu, erleben sich als steuerungsschwach, beklagen ihr schlechtes Selbstwertgefühl und ihre mangelnde soziale Kompetenz. Äußerlich betrachtet reagieren beide Gruppen gegensätzlich, obwohl die Ursachen für Aggressivität und Ängste je nach Veranlagung oft die gleichen sind. Die Hauptursache ist eine Überforderung infolge zu starker psychischer Belastung.

Je länger und stärker negativer Stress den Körper belastet, umso öfter reagiert er mit psychosomatischen Beschwerden, wie Bauchschmerzen und Kopfschmerzen, Einnässen, Durchfall, Erbrechen und Schwindelgefühl. Eine reaktive Fehlentwicklung beginnt. Ängste und Aggressionen bilden einen Kreislauf, der Körper und Psyche beherrscht und aus dem der Betroffene nicht ohne professionelle Hilfe herausfindet. Die Auslöser dafür können Frustration, Ungerechtigkeit, Hilflosigkeit, schlechtes Selbstwertgefühl, Ausgrenzung und viele weitere emotionale Konfliktlagen sein.

6.7   Was bedeutet „reaktive Fehlentwicklung"?

Durch lang andauernden negativen Stress kommt es zu Dekompensationen in der Wahrnehmungsverarbeitung, die Fehlreaktionen des gesamten Körpers auslösen können.

„Reaktive Fehlentwicklung" entspricht dem früheren Neurosebegriff, der als Ergebnis einer reaktiv entstandenen Fehlentwicklung definiert wurde. „Reaktiv" bedeutet hier: eine Folge auf eine Reaktion.

Reaktive Fehlentwicklungen beschreiben nachhaltige, erlebnisbedingte Störungen in der Person-Umwelt-Beziehung mit psychischer und/oder körperlicher Symptomatik.
Die WHO (Weltgesundheitsorganisation) erarbeitete folgende Definition: Reaktive Fehlentwicklungen sind biographisch abzuleiten und psychisch reaktiv entstanden. Sie unterhalten Störungen in der Personen-Umwelt-Beziehung. Deren Symptome sind Anpassungs- und Verhaltensstörungen.

Die häufigsten reaktiven Fehlentwicklungen sind:
• Psychoreaktive Schmerzzustände (Kopfschmerzen, Bauchschmerzen),
• verschiedene Ängste, wie Trennungsangst, Versagensangst, Dunkelangst, Verlustangst,

- Schlafstörungen, Einschlafstörungen, Schlafwandeln,
- Alpträume,
- Einnässen,
- Magen-Darm-Beschwerden (rezidivierende Durchfälle, Erbrechen),
- Essstörungen,
- Sprachstörungen (Stammeln, Stottern),
- Tics und andere motorische Zwangshandlungen.

Auch Lügen, Stehlen und Weglaufen können Ausdruck einer reaktiven Fehlentwicklung sein, insbesondere in Verbindung mit einer Impulssteuerungsschwäche, wie es häufig in Kombination mit einem AD(H)S vorkommt.

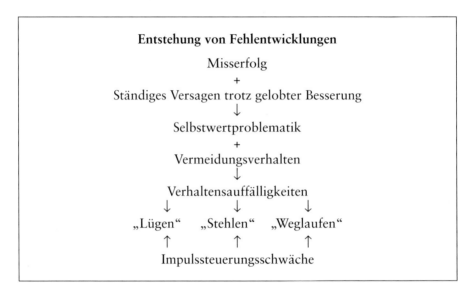

6.8 Psychischer Stress und das Immunsystem

Das Zentralnervensystem und das Immunsystem (Abwehrsystem) sind über verschiedene Regelkreise eng miteinander verbunden und verfügen beide über ein „Gedächtnis". Ein anhaltender negativer Stress kann zur Schwächung der Abwehrkraft mit Zunahme von Infekten und allergischen Erkrankungen führen. Stress bedeutet immer, dass der Cortisolspiegel (Cortisol ist ein Stresshormon, das von der Nebennierenrinde gebildet wird) im Blut erhöht ist. Dieser bremst die Antikörperbildung und die Immunabwehr. Therapeutisch macht man sich das bei allergischen Erkrankungen zunutze, indem man bei schweren allergischen Erkrankungen Glukokortikoide, in Form von Prednison oder Dexamethason gibt, meist als Notfallmedikament, wenn alle anderen Medikamente nicht ausreichend wirken.

Bei Patienten mit einem ausgeprägten Aufmerksamkeitsdefizitsyndrom bilden allergische Erkrankungen die häufigsten Komorbiditäten. Die Allergie wird geringer, wenn sich unter der Behandlung des AD(H)S die psychische Befindlichkeit und das Selbstwertgefühl des Betroffenen spürbar verbessern. Die Allergie verschlechtert sich, wenn Stress und eine Selbstwertproblematik das psychische Wohlbefinden beeinträchtigen. Es ist sicher nicht so, wie manchmal behauptet wird, dass der allergiebedingte Juckreiz die Ursache eines AD(H)S ist. Motorische Unruhe und Konzentrationsmangel können zwar Folge einer schweren Allergie sein, aber beide Symptome allein sind noch lange kein AD(H)S.

Das ADS mit und ohne Hyperaktivität ist eine neurobiologisch und genetisch bedingte Störung in der Wahrnehmungsverarbeitung mit entsprechend veränderter Reaktions- und Verhaltensbildung. Die Schwere der Symptomatik ist abhängig von der psychischen Belastung, vom Verhalten des sozialen Umfeldes, vom Alter und von den vorhandenen Kompensationsmöglichkeiten.

Es finden sich unter den Erwachsenen mit ADS überdurchschnittlich viele Patienten mit einer Autoimmunkrankheit der Schilddrüse. Selbst bei den Müttern von AD(H)S-Kindern ist die sog. Hashimoto-Thyreoiditis auffallend häufig.

6.9 Alpträume

Alpträume sind Angstträume, die oft mit Unruhe und Lautäußerungen im Schlaf einhergehen. Sie weisen auf eine psychische Belastung hin und können familiär gehäuft auftreten. Gegenwärtige psychische Belastungen als Folge eines oder mehrerer Aktualkonflikte mobilisieren aus der Erinnerung ähnliche emotional belastete Situationen und lösen „Traumängste" aus.

> Zum Trauma kann jeder größere Konflikt oder jedes schwer wiegende Ereignis werden, das einen unvorbereitet trifft und gegen das man sich nicht ausreichend wehren kann.

Ungelöste Konflikte, die im Unterbewusstsein weiterarbeiten, sind die Hauptursachen für Alpträume. Mit der Reife des Nervensystems, also in der Pubertät, werden die Alpträume seltener. Als Angstträume korrelieren sie nicht selten in Stärke und Häufigkeit mit der Überbehütung und Ängstlichkeit der Mutter. Kinder mit einem schlechten Selbstwertgefühl als Folge mangelnder sozialer und kognitiver Fähigkeiten verbunden mit Defiziten in der Wahrnehmungsverarbeitung klagen am häufigsten über Alpträume. Beim Selbstwertgefühl, der Wahrnehmungsverarbeitung und der sozialen Kompetenz setzt auch die Suche nach ihren möglichen Ursachen an. Mit Abbau psychischer Spannungen und mit zunehmender Reife des Gehirns verlieren sich die Alpträume allmählich.

6.10 Stottern und Stammeln

Eine gute Kritik-, Auffassungs-, Reflexions- und Reaktionsfähigkeit sind wichtige Voraussetzungen, um sich inhaltlich richtig und verbal angepasst erfolgreich verteidigen zu können. Wem dazu die Fähigkeit fehlt oder wer hier nicht schnell genug mit passenden Worten, selbstbewusst und schlagfertig reagieren kann, erlebt sich hilflos, reagiert mit Rückzug oder aggressiver Abwehr. Genauso geht es Betroffenen, die bei emotionaler Erregung beginnen zu stammeln oder zu stottern. Wiederholt sich das ständig, kann es die Entwicklung des Sozialverhaltens und des Selbstwertgefühles beeinträchtigen und zum Rückzug mit Sprachverweigerung führen.

Stottern, als eine schwere Beeinträchtigung des Redeflusses ist die Folge einer Koordinationsstörung von Atmung und Sprechmuskulatur, wobei sich die Muskelanspannung und der Sprachdruck zu stark erhöhen. Stottern als psychische Belastung erzeugt Stress und dieser wiederum verstärkt das Symptom. Der so entstandene Kreislauf führt zur Automatisierung und Fixierung des Stotterns, das dann im Erwachsenenalter nur noch sehr schwer zu behandeln ist. Stottern beginnt frühzeitig, es entwickelt sich meist in der Zeit vom Kindergartenalter an bis zum zwölften Lebensjahr – ein für die Gesamtentwicklung sehr wichtiger Zeitabschnitt. Nach neuesten wissenschaftlichen Kenntnissen handelt es sich beim Stottern um eine reifungsbedingte unzureichende Koordinierung der zentralen Schaltstellen für Wahrnehmung, Motorik und Sprechplanung.

> Stottern kann zu Verhaltensauffälligkeiten, Sprechvermeidung und Sprechaufschub, sozialem Rückzug, mangelndem Selbstwertgefühl und psychosomatischen Beschwerden führen und verschlimmert sich unter Stress.

Die Behandlung sollte zeitig beginnen, um schrittweise die willentliche Kontrolle über die Koordination der Atem- und Sprachmuskulatur zu erlangen.

Bei nicht wenigen Kindern, bei denen Stottern eine Begleiterscheinung eines Aufmerksamkeitsdefizitsyndroms ist, verbessert die Stimulanziengabe den therapeutischen Erfolg wesentlich.

Störungen der Muskelkoordination, Impulssteuerungsschwäche und innere Unruhe als Begleitsymptome des Stotterns in Kombination mit Störungen in der Wahrnehmungsverarbeitung weisen auf ein ADS mit oder ohne Hyperaktivität hin. Für die Behandlung des Stammelns oder Stotterns empfehle ich Entspannungsübungen, rhythmisches Klopfen, das den Sprechbeginn begleitet und über mehrere Silben fortgeführt wird. Anfangs kann das mit dem Finger geschehen, später mit dem Fuß oder auch nur in der visuellen Vorstellung. Das Klopfen soll dem Sprachrhythmus einen Takt geben und den Sprachdruck mildern, da es die Aufmerksamkeit des Betroffenen umlenkt und seine aktive

Mitarbeit bei der Therapie ermöglicht. Diese Klopftherapie sollte über einige Monate erfolgen, bis sich der Sprachrhythmus automatisiert hat.

Speziell für die Klopftherapie wurden auch Geräte entwickelt, die man am Körper befestigt. Sie verrutschen aber häufig und ihre Taktgebung wird nach einiger Zeit von den Kindern nicht mehr beachtet. Deshalb ist das Klopfen mit dem Finger als aktive Methode nach meiner Erfahrung erfolgreicher, wenn sie intensiv, frühzeitig und lange genug praktiziert wird.

7 Teilleistungsstörungen als Folge einer gestörten Wahrnehmungsverarbeitung

Intelligenz, Wahrnehmungsverarbeitung und sprachliche Fähigkeiten sind die wichtigsten Voraussetzungen, um sich in allen Situationen angepasst und zur eigenen Zufriedenheit präsentieren zu können. Je höher aber die Intelligenz ist, desto höher ist auch der Anspruch der Betroffenen an sich und ihre Umwelt.

Kinder und Jugendliche mit einer sehr hohen Intelligenz, aber beeinträchtigter Wahrnehmungsverarbeitung können ihre guten Fähigkeiten oft nicht anwenden und nicht zu ihrer Zufriedenheit von ihnen profitieren, sie entwickeln Selbstzweifel und Ängste. Ihre gestörte Wahrnehmungsverarbeitung kann neurobiologisch gesehen mehrere Ursachen haben, die sich gegenseitig beeinflussen und je nach Schwere zu Defiziten im Leistungs- und/oder Verhaltensbereich führen und Ursache von Teilleistungsstörungen sein können.

7.1 Die Entwicklung von Teilleistungsstörungen

Begünstigende Faktoren:

- Beeinträchtigte Konzentration und Daueraufmerksamkeit,
- Filterschwäche des Arbeitsgedächtnisses mit Reizüberlastung und unzureichendem Sortieren der aufgenommenen Reize nach ihrer Wichtigkeit,
- zu langsamer Transport der Wahrnehmungsreize zum Langzeitgedächtnis (durch Botenstoffmangel oder Umwege bei schlecht ausgebildeten Leitungsbahnen),
- unzureichende Anlage spezialisierter Zentren im Langzeitgedächtnis, dort sind die entsprechenden Nervenzellen zu wenig vorhanden oder in ihrer Funktion geschädigt,
- keine Automatisierung im Reizleitungssystem mit der Folge einer schlechten Verfügbarkeit von abgespeichertem Wissen und Erfahrungen, Lernprozessen, Handlungen und Gefühlsreaktionen,
- Fehlen einer zuverlässigen Handlungskontrolle, da bei einer Unterfunktion im Stirnhirn der Supervisor nicht ausreichend funktioniert.

Die Folgen einer gestörten Wahrnehmungsverarbeitung sind Lernstörungen in Form von Teilleistungsstörungen. Zu Beginn fallen sie kaum auf, aber die betroffenen Kinder spüren ihre Schwächen und versuchen mit vielen Tricks ihr „Versagen" zu kompensieren.

> Teilleistungsstörungen werden definiert als „völlige oder teilweise Ausfälle bestimmter Funktionen in der Wahrnehmung, in der Informationsverarbeitung oder im Handeln, denen im Ablauf komplexer Funktionen eine Schlüsselrolle zukommt" (H. Remschmidt).

Sie setzen eine Intelligenz im Normbereich voraus, d.h. eine ausgeprägte Lernbehinderung muss ausgeschlossen sein.

7.2 Die Ursachen von Teilleistungsstörungen

Die Kombination, die Anzahl und die Schwere der Beeinträchtigung der verschiedensten Wahrnehmungsbereiche entscheidet darüber, welche Teilleistungsstörung (und in welcher Ausprägung) die Lernfähigkeit, die Schullaufbahn, die psychische Befindlichkeit und das Selbstwertgefühl des Kindes oder Jugendlichen behindert. Störungen in der Wahrnehmungsverarbeitung sind genetisch bedingt und werden von mehreren Gene gesteuert. Die Ursachen der Teilleistungsstörungen sind also neurologisch bedingt und haben vieles mit der genetisch bedingten gestörten Wahrnehmungsverarbeitung, wie sie beim AD(H)S vorhanden ist, gemeinsam.

Teilleistungsstörungen sind die Folge einer Summe von gestörten Funktionen im zentralen Nervensystem:

- Es besteht eine angeborene Störung in der Wahrnehmungsverarbeitung von Seh-, Hör- und Tastreizen,
- infolge von Reizfilterschwäche werden die Gedächtnisspuren schlecht ausgebildet,
- nur wenig gezielte Reize kommen auf geradem Weg und schnell genug in die entsprechenden Zentren,
- ein überlasteter Arbeitsspeicher bei Reizfilterschwäche kann wichtige Informationen nicht aufnehmen,
- die Daueraufmerksamkeit kann nicht konstant gehalten werden,
- schlechte Automatisierung bei der Verfügbarkeit von abgespeichertem Wissen,
- hohe Ablenkbarkeit von Außenreizen,
- erschwerte Feinmotorik,
- starke Gefühlsschwankungen und Stressempfindlichkeit,
- Blicksteuerungsschwäche,
- wenig Selbstvertrauen in die eigene Leistungsfähigkeit,
- das neuronale Netzwerk wird nicht ausreichend mit Reizen versorgt, so dass die Anzahl und die Spezialisierung der Gedächtniszellen leiden,
- unzureichende Hand-Auge-Koordination.

In der Praxis zeigt sich, dass sehr viele Kinder mit Teilleistungsstörungen ein AD(H)S haben, was besonders auf das ADS ohne Hyperaktivität zutrifft.

Beim ADS ohne Hyperaktivität stehen Lernstörungen im Vordergrund. Diese Erkenntnis eröffnete neue Möglichkeiten für eine erfolgreichere Behandlung von Teilleistungsstörungen, von der vor allem die Betroffenen profitieren. Dazu ist allerdings ein Umdenken bei einigen Fachleuten erforderlich, damit diese Kinder und Jugendlichen nicht weiterhin unter ihren Defiziten leiden müssen, da „noch mehr Üben" nicht den Erfolg verbessert. „Übe mich nicht kaputt" war das Motto eines Bundeskongresses für Legasthenie vor einigen Jahren und das mit Recht, denn Üben allein reicht bei diesen Kindern meist nicht. Sie entwickeln häufig psychische Störungen, wie reaktive Fehlentwicklungen mit Ängsten, Aggressionen, psychosomatischen Beschwerden und Selbstwertkrisen.

Kinder mit Teilleistungsstörungen und AD(H)S haben aber auch viele positive Eigenschaften gemeinsam, sie

- haben eine stark ausgeprägte Kreativität,
- besitzen eine blühende Phantasie,
- verfügen über einen starken Gerechtigkeitssinn,
- können Situationen schnell durchschauen,
- lassen sich nichts vormachen,
- haben grenzenlose Wissbegier, wenn das Interesse geweckt ist,
- denken vorwiegend in Bildern,
- verfügen über einen glänzenden, flexiblen Verstand,
- zeigen große Hilfsbereitschaft, wenn jemand in Not ist,
- sind sehr schnell begeisterungsfähig,
- können „bärenstark" arbeiten, wenn sie einmal motiviert sind.

7.3 Folgen für die Entwicklung und das Selbstwertgefühl

Teilleistungsstörungen sind die häufigste Ursache für Enttäuschungen, Ängste und Aggressionen in der Schulzeit. Erste Hinweise darauf sind Verhaltensauffälligkeiten, die immer die Frage aufwerfen, ob das Kind die gestellten Anforderungen nicht bewältigen „kann" oder nicht „will" und warum dies so ist.

Wenn es nicht gelingt, durch Lernen Erfolg und Anerkennung zu bekommen, entstehen Frust, Enttäuschung, innere Verunsicherung, Resignation, Ängste und Aggressionen mit dem Erleben, dem eigenen Versagen hilflos ausgeliefert zu sein.

Eine wichtige Aufgabe für Kinderärzte sowie Kinder- und Jugendpsychiater ist das Suchen nach den eigentlichen Ursachen einer Teilleistungsstörung. Das bedeutet, das Kind in seiner Gesamtheit als Persönlichkeit zu erfassen und mit all seinen positiven Fähigkeiten und möglichen Defiziten in seinem sozialen Umfeld zu betrachten.

Bei überdurchschnittlicher Intelligenz und hoher Lernmotivation können diese Kinder ihre Lese-, Rechtschreib- oder Rechenschwäche lange kompensieren. Einige von ihnen erbringen sogar über einen längeren Zeitraum gute bis durchschnittliche Leistungen im Lesen, Schreiben oder Rechnen. Diese entsprechen aber nicht ihren eigenen Erwartungen, was zu Enttäuschungen, Selbstzweifeln, Verhaltensauffälligkeiten mit Versagensängsten und zur psychischen Erkrankung führen kann. Dass Kinder und Jugendliche mit sehr hoher Intelligenz und Teilleistungsstörungen Hilfe brauchen, wird leider oft viel zu spät bemerkt, da ihre Leistungen im Durchschnittsbereich liegen. Ihre schulische Belastung wird zum Dauerstress mit psychosomatischen Beschwerden und Schwächung des Immunsystems. Häufige Infektionen und allergische Erkrankungen sind die Folgen.

Wie solche Kinder und Jugendliche leiden, zeigen sie in ihren Bildern, die sie malen, um sich abzureagieren.

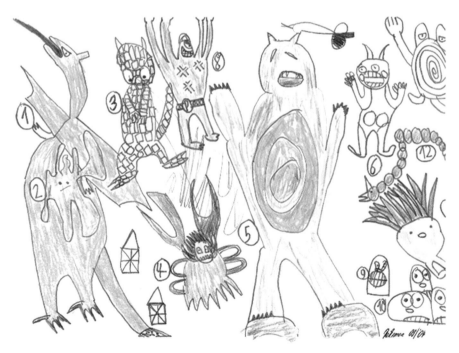

Abb. 16 a

95

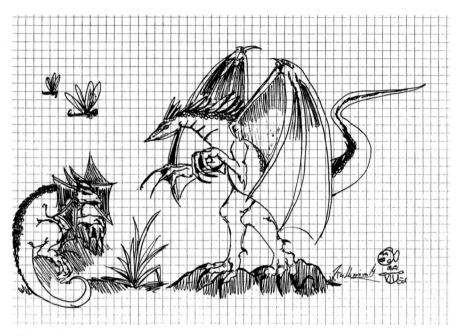

Abb. 16b

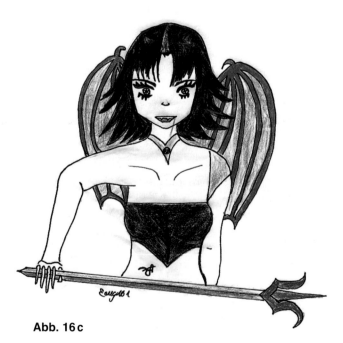

Abb. 16c

Abb. 16a–c:
Im Unterricht und bei den Hausaufgaben gemalte Bilder reflektieren eigene Befindlichkeiten

a) Bilder eines 10-jährigen Jungen,

b) eines 14-jährigen Jugendlichen und

c) einer 16-jährigen Jugendlichen aus den Mathematikheften, die eher einem Malbuch gleichen.

Solche Zeichnungen werden regelmäßig anstelle der zu lösenden Matheaufgaben gemacht und dienen wohl dem Frustabbau.

Bei allen Teilleistungsstörungen sollte nach Symptomen gesucht werden, die für ein ADS mit oder ohne Hyperaktivität sprechen. Hinweise dafür sind:

- Beeinträchtigte Konzentration und Daueraufmerksamkeit,
- Antriebsschwäche für Routinearbeiten,
- Merkschwäche,
- langsames Arbeitstempo,
- schlechte Automatisierung des Gelernten,
- Selbstwertproblematik,
- Gefühl anders zu sein, nicht verstanden oder ausgelacht zu werden,
- Angst zu versagen und den Ansprüchen nicht zu genügen,
- emotionale Steuerungsschwäche mit Impulsivität und Stimmungsschwankungen,
- Schwarz-Weiß-Denken,
- innere Unruhe mit ständig vielen Gedanken im Kopf,
- die motorische Unruhe ist diskreter, aber vorhanden,
- Panik- und Blackout-Reaktionen.

Bestehen mehrere dieser Symptome, empfiehlt sich eine gründliche Suche nach einem ADS, da diesen Kindern und Jugendlichen sonst eine therapeutische Chance vorenthalten wird. Eine Chance bedeutet hier die Gabe von Stimulanzien, die in ein multimodales Therapieprogramm eingebettet ist. Diese Medikamente setzen in ihrer Wirkung dort an, wo die verschiedenen Formen der Wahrnehmungsverarbeitung gestört sind.

7.4 Beispiele von Kindern und Jugendlichen mit Teilleistungsstörungen, auffälligem Verhalten und Selbstwertproblematik

Lisa

Lisa, ein 6,8 Jahre altes Mädchen, kann sehr gut rechnen, hat aber beim Erlernen des Schreibens große Schwierigkeiten. Sie kann kaum zwei Buchstaben lautgetreu aneinander reihen, weil sie immer wieder vergisst, wie der Buchstabe für den entsprechenden Laut aussieht und wie man ihn schreibt. Übt sie das, weiß sie es am nächsten Tag oft nicht mehr. Die Zuordnung von Laut und Buchstabe gelingt ihr trotz intensiven Übens nur sehr unsicher und wird immer wieder vergessen. Beim Schreiben kann sie die Linien schlecht einhalten und ihre Schrift ist sehr „eckig".

Die Untersuchung ergibt bei Lisa eine überdurchschnittliche Intelligenz, die mit einer ausgeprägten Wahrnehmungsverarbeitungsstörung im visuomotorischen, auditiven und feinmotorischen Bereich verbunden ist. Außerdem besteht eine leichte Störung im dynamischen beidäugigen Sehen. Durch ihre hohe Intelligenz hat Lisa eine hohe Anspruchshaltung und versteht ihr Versagen beim Schreibenlernen nicht. Die Hilflosigkeit ihren Problemen gegenüber macht sie wütend und aggressiv gegen sich und die Mutter, was sich besonders bei den Schulaufgaben zeigt. Hier verweigert und resigniert sie bald, das Hausaufgabenmachen ist für Mutter und Tochter eine Katastrophe, die immer mit Geschrei endet.

Im Verhalten ist Lisa impulsiv, reagiert schnell frustriert, schreit herum. In die Schule geht sie trotzdem weiterhin gern, und ihre Lehrerin und ihre Mitschüler sollen möglichst von ihren Problemen gar nichts mitbekommen.

Was sind die Ursachen für Lisas beginnende Lese-Rechtschreibschwäche?

a) Störungen in der Visuomotorik:
Strichmuster, geometrische Formen und somit auch Buchstaben kann Lisa nicht richtig wahrnehmen und abspeichern. Sie kann sich nicht lange merken, welcher Buchstabe zu welchem Laut gehört und wie man ihn schreibt. Sieht sie den Buchstaben, kann sie seinen Laut besser zuordnen, aber hört sie den Laut, fällt ihr der dazugehörige Buchstabe nicht ein. Sie kann das einmal Gelernte nicht behalten, weil sie es nicht schnell genug abrufen kann.

b) Störungen in der Verarbeitung von auditiven Wahrnehmungen:
Das bedeutet, dass die Schallwellen, die von einem gesprochenen Wort ausgehen, zwar beide Ohren gleichzeitig treffen, aber nicht über beide Hörbahnen gleich schnell zum Sprachzentrum gelangen. So kommt meist das vom rechten Ohr Gehörte dort eher an als das vom linken Ohr Gehörte, weil die Hörbahn links länger ist. So hört Lisa Laute und Wörter undeutlicher, da beide überlagert wahrgenommen werden.

c) Gestörtes dynamisches Sehen bedeutet, dass beide Augen bei der Bewegung nicht immer parallel bleiben. Ihre motorische Abstimmung ist leicht gestört. Das hat zur Folge, dass betroffene Kinder einzelne Buchstaben oder Wörter unscharf sehen und sich somit ihr Wort- und Buchstabengedächtnis nicht sicher ausbilden kann.

d) Gestörte Feinmotorik:
Wenn Kinder Probleme beim Einhalten der Linien und dem Schreiben von Buchstaben haben, erfordert das ihre ganze Anstrengung. Sie konzentrieren sich auf das wie und nicht auf das, was sie gerade schreiben. Beim Schreiben drücken sie zu sehr auf und können den Stift nicht führen, was noch zusätzlich das Erlernen von Buchstaben und das richtige Schreiben von Wörtern erschwert.

Schon drei Monate nach Behandlungsbeginn konnte Lisa gut lesen und schreiben. Die Diagnose ergab ein Aufmerksamkeitsdefizitsyndrom bei sehr guter intellektueller Ausstattung. Der Mutter war die Problematik nicht neu, da Lisas Bruder ein ADS mit Hyperaktivität hat und erfolgreich mit Stimulanzien behandelt wird. Die Mutter vermutete Ähnliches bei Lisa und kam rechtzeitig zur Diagnostik. Sie stimmte auch der medikamentösen Behandlung zu und verzichtete von vorn herein auf die meist üblichen Therapien mit alternativen

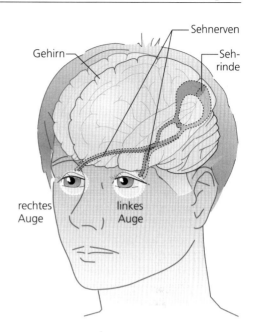

Abb. 17:
Die Sehbahn erfasst das Bild, das von beiden Augen wahrgenommen wird und immer deckungsgleich sein sollte – auch wenn die Augen seitlich, nach oben oder nach unten bewegt werden – damit auf der Sehrinde, dem Sehzentrum, ein scharfes Bild entsteht.

Mitteln, so verging keine kostbare Zeit. Durch ihre schnelle schulische Verbesserung blieb Lisa eine Wiederholung der Klassenstufe erspart.

Die Lese-Rechtschreibschwäche von Lisa ist Folge einer komplexen Funktionsstörung in der Wahrnehmung, in der Informationsverarbeitung und im Handeln, alles typische Funktionsstörungen, wie sie auch beim Aufmerksamkeitsdefizitsyndrom vorkommen.

Simone

Die 18-jährige Simone hatte schon immer Probleme im Rechnen. In der 10. Klasse auf dem Gymnasium hatte sie in Mathematik eine „6" im Zeugnis bei sonst guten Noten. Dadurch war ihre Zulassung zum Abitur gefährdet. In den Mathematikstunden malte sie oft, anstatt zu rechnen, weil sie den Erklärungen der Lehrer nicht folgen konnte.

Weil sie zunehmend unter Versagensängsten, Migräne und Panikattacken leidet, bittet sie um eine Psychotherapie. Die zunächst durchgeführte Diagnostik ergibt Störungen in der Verarbeitung von Wahrnehmungen und Informationen.

Simone leidet unter einer ständig gespürten Reizüberflutung und darunter, dass sie stets „viele Gedanken im Kopf" habe, so dass es ihr schwer fiele, sich auf eine Sache länger zu konzentrieren. Manche ihrer Gedanken lösen automatisch Ängste aus, die Panik verursachen. Dann bekommt sie Herzklopfen, kalter Schweiß bricht aus und sie hat Atemnot. Am liebsten möchte sie in solchen Momenten „wegrennen" und sich ablenken, um dieser Hilflosigkeit zu entkommen. Aber das gelingt nicht und hilft nicht wirklich. Sie kauert sich zusammen, atmet ruhig und wartet, bis so eine Angstattacke vorüber ist. Wenn sie eine Zigarette raucht, gehen die Ängste schneller vorüber, aber meist bekommt sie anschließend Kopfschmerzen. Dann nimmt sie eine Tablette und versucht zu schlafen. Dieser Zustand ist während der Schulzeit sehr häufig, so dass sie manchmal glaubt, „verrückt" zu werden. Ihre Hausaufgaben kann sie immer erst nach 18 Uhr beginnen, vorher fehlt ihr die Kraft, damit anzufangen.

Simone macht sich ernsthafte Sorgen um ihre Zukunft und möchte unbedingt etwas verändern, da sie ihren Traum, Journalistin zu werden, sonst aufgeben müsste.

Die Diagnostik von Simone ergibt Störungen in der Konzentration, in der Wahrnehmungs- und Informationsverarbeitung sowie in der Gefühlssteuerung. Sie reagiert sehr empfindlich bei einem hohen Selbstanspruch. Seit Jahren gibt sie sich für ihr Versagen in Mathematik die Schuld und aus ihrer Hilflosigkeit heraus kommt es zu weiteren Versagensängsten. Dadurch befindet sich Simone im Dauerstress, der die neurologisch bedingten und angeborenen Defizite noch verstärkt. Durch ihre sehr hohe Intelligenz konnte Simone vieles lange kompensieren, bis es ihre Reserven überfordert.

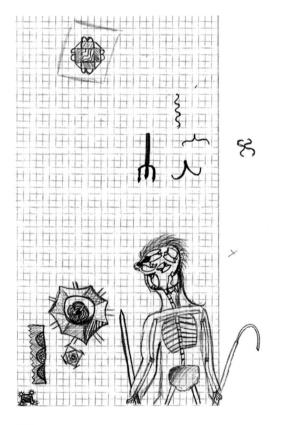

Abb. 18:
Simones in der Mathestunde gemalte Bilder. Zur Diagnostik ihrer Rechenschwäche sollte Simone in der Praxis eine Mathematikaufgabe lösen. Stattdessen malte sie diese Bilder, so wie sie es in der Schule auch macht. Dabei ist Simone hochbegabt und kann auch rechnen, wenn ihr der Rechenweg geläufig ist und sie die dazu notwendigen Formeln parat hat. Leider vergisst sie beides sehr schnell, was ihr eigentliches Handicap ist.

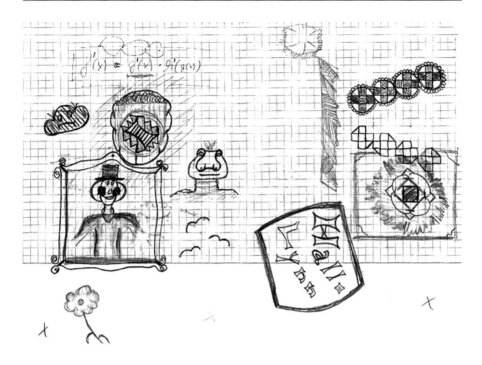

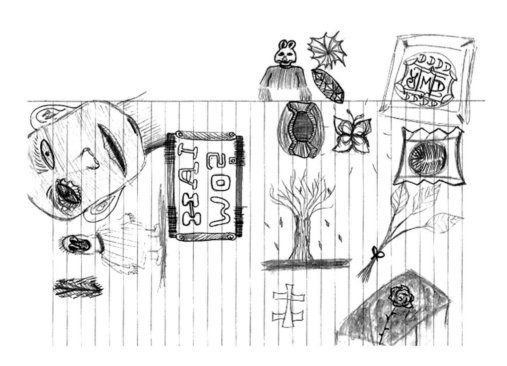

Im Satzergänzungstest schreibt sie:

- *Mein größtes Problem* „bin ich selbst".
- *Wenn ich in Wut gerate,* „kann ich mich schlecht steuern und zerstöre manchmal Gegenstände, was mir hinterher sehr leid tut".
- *Was mich am meisten beunruhigt:* „dass ich nicht weiß, warum ich anders bin oder ob ich normal bin".
- *Ich kann nicht aufhören* „zu denken und doch handele ich unüberlegt".
- *Ich bedauere,* „dass ich manchmal so spontan und impulsiv handele".
- *In meiner Phantasie* „bin ich ein treuer kleiner Hund, der auf der Suche nach einem schönen Körbchen ist".

Ihre Eltern halten Simone für zu ehrgeizig und „überzogen" und meinen, dass sie sich mit ihren hohen Ansprüchen selbst krank machen würde. Sie empfehlen ihr, die Schule zu wechseln. Ihre Mutter hätte „auch nicht studieren können" und hätte „trotzdem einen guten Job".

Simone sucht aber nach Erklärungen und lässt sich auf eine gründliche Diagnostik ein, bei der als Grundstörung ein Aufmerksamkeitsdefizitsyndrom herausgefiltert wird, was Simones Probleme in der Verarbeitung ihrer Wahrnehmungen, Gefühle und Informationen erklärt und zu der chronischen Überforderung führt. Schon die Erklärung dieser Diagnose half der Jugendlichen sehr. Ihr wurden viele Zusammenhänge klar und sie konnte aktiv mitarbeiten an der Beseitigung ihrer Probleme. Ihr Intelligenztest ergab im verbalen (Wissens)Teil eine Hochbegabung, im Handlungsteil einen leicht unter dem Durchschnitt liegenden Wert bei insgesamt sehr gutem Intelligenzquotienten.

Wegen der Schwere der Symptomatik wurde eine vielschichtige Therapie mit folgenden Schwerpunkten erforderlich:

- Aufbau eines positiven Selbstwertgefühls,
- Entspannungsübungen, um Stress abzubauen,
- Verhaltenstherapie zur Vermittlung von Strukturen im Denken und Handeln,
- medikamentöse Therapie mit Stimulanzien,
- Konzentrationstraining mit Selbstinstruktion,
- Lerntherapie mit Anleitung zum themenbezogenen (konvergenten) Denken,
- Training zur Automatisierung der Grundrechenarten.

Durch diese Therapie bessern sich alle Symptome schnell, nur die Rechenschwäche bleibt zunächst. Sie besteht schon zu lange und die Defizite sind zu groß geworden. Eine Frühförderung mit intensivem Üben wäre erforderlich gewesen, um das Gelernte ausreichend abspeichern zu können. Ohne diese frühen Hilfsmaßnahmen sind alle einmal gekonnten Rechenwege der verschiedensten Rechenarten nicht mehr abrufbar. Simone weiß nicht genau, wie man größere Summen dividiert, Bruchrechnen, Zinsrechnung und höhere Mathematik sind vergessen, obwohl sie sie mal einigermaßen beherrscht hat. Sie muss alles wiederholen, um einigermaßen durch das Abitur zu kommen.

Mit Hilfe der Medikamente gelingt die Abspeicherung von Gelerntem besser, weil erst eine ausreichende Reizfilterung die Ausbildung von Gedächtnisspuren in Form von Leitungsbahnen ermöglicht.

Erst durch endlich erlebte Zufriedenheit mit ihren schulischen Erfolgen bessert sich das Selbstwertgefühl von Simone. Versagensängste und Migräne werden immer seltener und weniger heftig.

Nicht immer müssen Schwierigkeiten in der Rechtschreibung, im Lesen oder Rechnen im Rahmen eines AD(H)S gleich mit Medikamenten behandelt werden. Abgesehen von anderen Ursachen gibt es auch leichte Formen des AD(H)S, wo regelmäßiges Üben allein reicht. Bei einer leichten Form von Rechtschreibschwäche wende ich folgende Methode an: Ich fordere die Eltern auf, jeden Tag mit ihrem Kind ein Fünf-Minuten-Diktat zu schreiben. Nur fünf Minuten, im Tempo der Schuldiktate, möglichst immer zur gleichen Zeit, um Diskussionen zu vermeiden (Denn: Einmal Ausnahme ist immer Ausnahme!). Beim Schreiben eines jeden Wortes soll das Kind dabei lernen, kurz nachzudenken, z.B.:

- Groß- oder Kleinschreibung?
- Was ist der Wortstamm?
- Handelt es sich um eine Vor- oder Nachsilbe?

Wenn dieses Nachdenken beim Schreiben automatisiert werden kann, zeigt sich das bald auch in den Schuldiktaten. Manche Kinder schreiben, ohne nachzudenken, einfach darauf los. Durch mangelhafte Abspeicherung haben sie kein ausreichendes Wortbildgedächtnis, d.h. sie sehen nicht, ob das Wort richtig oder falsch geschrieben ist. Im Moment des Schreibens der Vorsilbe „ver" fällt ihnen nicht ein, dass sie mit „v" geschrieben wird, obwohl sie das auf Nachfragen hin sofort wissen. Durch ihre oberflächliche Wahrnehmung entdecken sie diese Fehler auch nicht beim anschließenden Durchsehen des Diktates.

Nach dem Übungsdiktat sollten die Fehler gleich mit dem Kind besprochen und vom Kind berichtigt werden. Am nächsten Tag wird das gleiche Diktat wieder geschrieben, ohne es vorher noch einmal anzusehen. Es sollten täglich weniger Fehler werden, nach vier bis sechs Tagen möglichst null Fehler. Ist das der Fall, kann diese Art zu üben über Monate fortgesetzt werden, bis sich das oben beschriebene gezielte Denken beim Schreiben eines Wortes automatisiert hat.

Bringt aber diese Art des Rechtschreibtrainings keinen Erfolg, erreicht z.B. ein Kind nach fünf- bis sechsmal Schreiben keine null Fehler, dann sollte nach der Ursache gesucht werden, wie z.B. einem ADS. Bei Vorliegen weiterer Symptome sollte man eine medikamentöse Behandlung des AD(H)S erwägen, damit das Selbstwertgefühl und die Schullaufbahn nicht leiden. Ein Übungserfolg ist ein „Muss" für jede weitere Motivation.

Auch bei Kindern mit einem ausgeprägten AD(H)S und Rechtschreibschwäche kann nach dieser Methode unter Stimulanzientherapie die Diktat-

Der kampf um den Pfeffer 1.

Heute kannst du in jedem Lebens-
mittelg̶e̶s̶c̶h̶ä̶f̶t̶ mittelgeschäft weißen, grünen
und schwarzen ~~af~~ Pfeffer kaufen. Er war
nicht immer so einfach zu bekommen.
Jahrhundertelang wurden er
erbitterte ~~Kämpfe~~ Kämpfe um den Indischen
Pfeffer geführt. Im ~~mit~~ Mittelalter konnten
sich nur die ~~Reichen~~ reichen dieses ~~gewürz~~ Gewürz
leisten, denn die p.Preise dafür waren
„ge gepfeffert". Die Arabischen und
~~Venere~~ Venerianischen Kaufleute wurden
reich daran.

8 Fehler 3.08.03

Der kampf um den Pfeffer 2.

Heute kannst du in jedem Lebensmittel-
geschäft weißen, grünen und schwarzen
Pfeffer kaufen. Er war nicht immer so einfach
zu bekommen. Jahrhundertelang wurden
erbitterte Kämpfe um den ~~I~~ indischen
Pfeffer geführt. Im Mittelalter konnten sich
nur die Reichen dieses Gewürz leisten,
denn die Preise dafür waren „gepfeffert".
~~Di~~ Die arabischen und die ~~ven~~ ~~venis~~
venerianischen ~~K~~ Kaufleute wurden reich
daran.

1 Fehler! 4.08.03

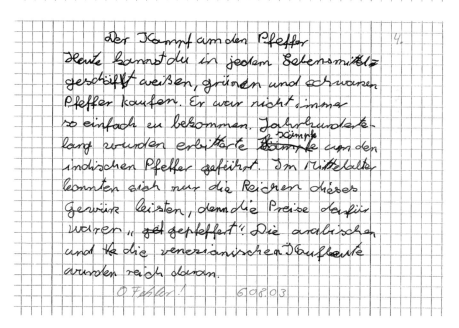

Abb. 19: Diktate eines Gymnasiasten aus der 5. Klasse, mit einem leichten ADS ohne Hyperaktivität und Rechtschreibproblemen, die sich durch regelmä-ßiges Schreiben von Diktaten nach der oben genannten Methode gut bes-serten.

note nicht selten von „5" auf „2" verbessert werden. Als Voraussetzung hierfür muss die Motivation dazu vorhanden sein und die Diktate über Monate täglich geschrieben werden, bis sich das Denken automatisiert hat. Widerwillig geschriebene Diktate bringen keinen Nutzen.

Das Verhalten und die Reaktion des sozialen Umfeldes auf die Teilleistungsstörungen haben einen wesentlichen Einfluss auf die psychische Befindlichkeit eines Kindes. Es erwartet von seinen Eltern und Erziehern eine wirksame Hilfe, damit es sich mit den anderen messen kann und sein Bemühen genauso erfolgreich ist. Erfolge sind wichtig, denn sie motivieren. Ohne Erfolge reagiert das Kind oder der Jugendliche mit Resignation und Ängsten. Die wenigsten von ihnen können es ohne bleibende psychische Folgen ertragen, dass sie täglich ihr Versagen in der Schule spüren.

Trost allein reicht nicht, sie brauchen wirksame Hilfe. Deshalb ist im Interesse dieser Kinder ein Umdenken erforderlich, dass eine ausgeprägte neurologische Störung nicht allein durch pädagogische Maßnahmen behoben werden kann.

Wie schwer eine Teilleistungsstörung ein bis zur Einschulung fröhliches Kind psychisch verändern kann, möchte ich an dem folgenden Beispiel zeigen.

Leo

Der siebeneinhalbjährige Leo hat eine schwere Lese-Rechtschreibschwäche. In der 1. Klasse lernt er den Text auswendig und schreibt viele Wörter vom Nachbarn ab. In der 2. Klasse beginnt er, unter seinen Defiziten zu leiden. Er kann sie nicht mehr verbergen und durch Üben nicht beseitigen. Morgens klagt er immer häufiger über Bauchschmerzen und will nicht in die Schule gehen. In der Schule sitzt er verängstigt in der letzten Reihe, meldet sich nur im Rechnen, möchte aber im Deutschunterricht möglichst unsichtbar sein, um bloß nicht von der Lehrerin aufgefordert zu werden zu lesen oder an der Tafel zu schreiben. Angst, Stress, Wut und Frust beherrschen in diesen Stunden seine Gefühle.

Diktaten weicht er durch Kranksein aus. Hausaufgaben zeigen der Mutter seine Defizite und wie er leidet. Er schreit herum, verweigert und motzt. Schließlich muss die Mutter seine Hausaufgaben machen, damit die Lehrerin bloß nichts merkt. Er ist kein fröhliches Kind mehr, zieht sich zurück und verweigert jede Art von Nachhilfe. Nachts schläft er unruhig, hat Alpträume und nässt zunehmend häufiger ein. Viele Schulhefte hat er schon aus Wut zerrissen. Aus der Schule kommt er unzufrieden, wirft seine Mappe hin, rennt in sein Zimmer und weint ins Kopfkissen. Er will mit niemandem sprechen.

Dabei hatte er sich so auf die Schule gefreut. Auf die Frage in der Diagnostik, wie es ihm jetzt in der Schule gefällt, wird er ganz ruhig und bekommt feuchte Augen. Verlegen beginnt er zu malen.

So wie Leo geht es vielen Kindern mit Teilleistungsstörungen. Sie leiden psychisch sehr und resignieren. Sie leiden „stumm" und versuchen ihre Probleme, die sie in der Schule täglich spüren, zu verdrängen. Äußerlich erscheinen sie psychisch unauffällig, aber in ihnen löst ihr Versagen ständig neue Enttäuschungen aus und wird so zur traumatisierenden Belastung, die als solche nur selten vom sozialen Umfeld so wahrgenommen wird. Denn erst viel später zeigen sich die psychischen Folgen, als deren Ursache selten frühere Schulprobleme vermutet werden. Diese werden bagatellisiert, als Ursache wird zumeist eine Beziehungsstörung der Eltern angesehen.

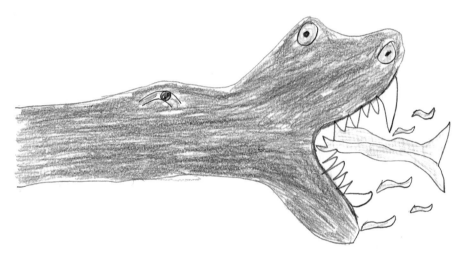

Abb. 20: Leo malt seine Lehrerin, die nach Aussagen der Mutter ganz nett ist.

107

8 Ängste und ihre Bedeutung

Angst ist ein wichtiges Alarmsignal:
- *Das psychische Gleichgewicht ist gestört.*
- *Sie ist ein schlechter Ratgeber, wenn man ihr hilflos ausgeliefert ist.*
- *Ängste bezeichnen den Beginn einer psychischen Störung, wenn man ihre Ursache nicht beseitigt.*

8.1 Angst als Symptom

Die Angst ist ein wichtiges Warn- und Alarmsignal, das uns hilft, äußere und innere Gefahren zu erkennen. Angst löst einen lebensnotwendigen Lern- und Anpassungsvorgang aus. Werden aber viele und immer wiederkehrende Ängste nicht erfolgreich bewältigt, fühlen wir uns ihnen ausgeliefert und in unserem Denken und Handel eingeengt. Das führt nach einiger Zeit zur sog. „krankhaften Angst", einer psychischen Belastung mit ganz unterschiedlicher Symptomatik.

Sozialkritiker stellen übereinstimmend fest, dass wir „im Zeitalter der Angst" leben, und es verwundert nicht, dass sämtliche Angstformen, die unsere Gesellschaft prägen, über die Familie auch die Kinder und Jugendlichen erfassen. Wenn sie spüren, dass sie trotz aller Bemühungen den an sie gestellten Anforderungen nicht gewachsen sind und für ihre Lebensplanung keine Perspektive sehen, entwickeln sie Ängste und Zweifel an den eigenen Fähigkeiten. Es folgt eine anhaltende innere Verunsicherung verbunden mit chronischer Unzufriedenheit, woraufhin die psychische Befindlichkeit, die Stimmung, das Verhalten und die Sichtweisen in einen Abwärtstrend geraten.

Die meisten Familien reagieren auf ein unsicheres und ängstliches Verhalten ihres Kindes mit Überbehütung, was dieses Verhalten noch verstärkt.

Signalisiert ein Kind Angst, reagiert die Mutter mit Zuwendung. Sie bekäme sonst Schuldgefühle, da sie meint, ihr Kind braucht ihren Schutz. So entsteht eine von beiden Seiten nicht gewünschte Abhängigkeit, die eine altersgerechte Entwicklung mit eigenen Erfahrungen des Kindes auf Dauer verhindern kann.

Ist ein Elternteil selbst sehr ängstlich, zwanghaft oder gar depressiv, verstärkt das Elternverhalten ungewollt die Ängste des Kindes, erschwert seine Angstbewältigung und die Entwicklung seiner Identität. Für Kinder und Jugendliche, deren Eltern eine psychische Störung oder Krankheit haben, bedeutet das eine enorme psychische Belastung, über die sie im Allgemeinen nicht sprechen.

Deshalb sollte bei allen Angstformen mit den betroffenen Kindern und Jugendlichen nach den möglichen Ursachen gesucht und gemeinsam sollten Bewältigungsstrategien erarbeitet werden. Zuwendung, Vertrauen, Verständnis, Hilfsangebote, Aufzeigen von Ressourcen und Ablenkung von der vermeintlichen Bedrohung stehen am Beginn jeder Angstbehandlung. Aus Selbstschutz verleugnen jedoch viele Kinder und Jugendliche ihre Probleme, so dass der Therapeut bei seltenen Kontakten nie die eigentlichen Probleme erfährt, wenn er nicht gezielt danach fahndet.

Erschreckend wenig erfährt man von den wahren Hintergründen der Problematik durch ausgefüllte Fragebögen. Eltern und ihre Kinder geben dem Papier heikle Themen überhaupt nicht preis. Jugendliche wissen, was sie zu schreiben haben, um „ja nicht auffällig" oder „psychisch krank" zu sein.

Fragebögen sind eine Einstiegsmöglichkeit zur Kontaktaufnahme, aber ob diese gelingt, bestimmen letztlich die Empathie, die der Betroffene empfindet, sowie die Berufserfahrung des Therapeuten.

8.2 Traumatisch bedingte Ängste

Ängste können nach innen gerichtete Aggressionen bei introvertierter Persönlichkeitsstruktur sein und die gleichen Ursachen wie aggressives Verhalten haben. Die Suche nach ihren Ursachen gleicht einem Puzzlespiel, bei dem die kleinsten Teile oft die größte Bedeutung haben. Der Therapeut sollte möglichst zwischen den Zeilen lesen, sehen und hören können, ohne dem Kind oder Jugendlichen etwas einzureden.

> Eine „normale" Angst verliert ihre Bedrohung, wenn ihre Ursache gefunden und beseitigt wird. Das trifft für alle Ängste zu. Von ihrer Ursache unabhängig beeinflussen Ängste immer die ganze Person, deren Entwicklung und Verhalten, was die Ursachenfindung zusätzlich erschwert.

Schwere traumatische Erlebnisse können anhaltende Ängste auslösen. Die Praxis zeigt aber immer wieder, dass psychisch stabile Kinder mit gutem Selbstbewusstsein und fester Einbindung in ihre Familie relativ schnell und ohne bleibende Schäden auch schwere Traumen bewältigen. Anders ist dies bei Kindern und Jugendlichen, die schon vor der traumatischen Belastung psychisch labil waren. Sie verfügen über weit weniger Ressourcen zur Bewältigung des Traumas, unter dem sie dann unverhältnismäßig stark und lange leiden. Bei diesen Kindern und Jugendlichen sollte als Ursache für Störungen im Verhaltens- und Leistungsbereich nach den Symptomen einer primären Funktionsstörung des Zentralnervensystems gefahndet werden. Sind die Betroffenen ihren Defiziten hilflos ausgesetzt, kann sich chronische Angst entwickeln, die die Lebensqualität und die Entwicklung erheblich beeinträchtigt.

8.3 Ängste infolge innerer Verunsicherung

Bei Ängsten im Kindes- und Jugendalter, für die es keinen erkennbaren konkreten äußeren Grund gibt, sollte immer an eine beeinträchtigte Wahrnehmungsverarbeitung gedacht werden. Selbst neutrale Handlungen werden von diesen Kindern und Jugendlichen als gegen sie gerichtet empfunden. Die Ursachen für eine veränderte Wahrnehmung sind meist angeborene Funktionsstörungen, die heute häufiger als früher sind, weil sich die Gesellschaft, die Familienstruktur, der Lebensraum und die Freizeitgestaltung wesentlich verändert haben.

Kinder und ihre Eltern spielen viel weniger miteinander, Bewegungsspiele und sportliche Aktivitäten werden zur Ausnahme. Die Anzahl der täglichen sozialen Kontakte zu Gleichaltrigen ist stark reduziert. In den Kindergärten findet meist keine strukturierte Förderung der verschiedensten Wahrnehmungsbereiche statt. Das Kind entscheidet dort leider viel zu oft selbst, ob es malen, basteln oder überhaupt nichts machen will.

Tätigkeiten, die ihm Schwierigkeiten bereiten, verweigert es verständlicherweise, dabei müsste gerade hier die Förderung einsetzen – mit Einbeziehung der Eltern und wenn nötig auch des Kinderarztes. Kann ein Kind durch Förderung seine Schwierigkeiten beseitigen, dann ist das in Ordnung, gelingt dies nicht, sollte nach dem Grund gesucht werden.

Als Folge einer Wahrnehmungsverarbeitungsstörung können Ängste auf ein hirnorganisch bedingtes Psychosyndrom hinweisen, bei dem immer die folgenden drei Funktionsbereiche des Zentralen Nervensystems betroffen sind, die sich wechselseitig beeinflussen. Denn Angst wirkt auf den ganzen Körper und zeigt sich in drei verschiedenen Ebenen:

- Motorische (neurologische) Funktionen,
- emotionale (psychische) Funktionen,
- Verhaltensebene mit sozialen Funktionen.

Ängstliches Verhalten, als ein Symptom beeinträchtigter emotionaler und sozialer Funktionen, verändert mit der Zeit auch körperliche, kognitive und psychische Funktionen. Die Angst beeinflusst dann das Denken und Handeln.

a) *Die neurologische Ebene*
Die neurologische Ebene basiert auf einer Wahrnehmungsverarbeitungsstörung im Zusammenspiel von peripherem und zentralem Nervensystem. Deren Folgen sind:

- Motorische Defizite in der Sprache, der Feinmotorik, der Grobmotorik und der Koordination,
- Defizite in der Merk- und Lernfähigkeit durch eine unzureichende Automa-

tisierung; dadurch ist das Abspeichern von Gelerntem und der Vergleich mit gespeichertem Wissen erschwert,

- schnelles, sozial angepasstes verbales Reagieren ist erheblich erschwert,
- die Betroffen können sich schlecht entscheiden,
- mangelhafte Filterung der Wahrnehmungsreize nach ihrer momentanen Wichtigkeit führt zur Überlastung des Arbeitsgedächtnisses,
- eine schlechte Ausbildung von Leitungsbahnen infolge der Reizüberflutung,
- ein Zuviel oder Zuwenig an einzelnen Botenstoffen,
- intensives Üben bringt nicht den gewünschten und verdienten Erfolg.

Ängste können Ausdruck und Folge motorischer Defizite, von Koordinationsstörungen und fehlender Automatisierung im Bewegungsablauf sein.

Über einen möglichen Zusammenhang von motorischer Beeinträchtigung und der Ausbildung von Ängsten bei Personen mit guter oder überdurchschnittlicher Intelligenz wurde bisher viel zu wenig geforscht. In der Praxis zeigt sich immer wieder, wie ausgeprägte Störungen in der Motorik und in der Koordination durchaus Ängste auslösen können. Zum Beispiel als Ursache für Höhenangst oder Dunkelangst, wenn die Bewegungsabläufe und die Orientierung deutlich eingeschränkt sind. Die Betroffen haben sich seit ihrer Kindheit darauf eingestellt – sie klagen über ihre Ängste, erwähnen aber in keiner Weise ihre motorischen Probleme, deren Bedeutung sie oft selbst unterschätzen, weil sie sich damit abgefunden haben.

Bei fehlender Automatisierung im Bewegungsablauf kann man zwar einen Berg hochgehen, hat aber große Mühe, einen steilen Berg wieder herunterzusteigen. Eine Treppe im Dunkeln herunterzugehen, bereitet große Probleme, weil der motorische Ablauf nicht automatisiert erfolgen kann. Normalerweise sehen wir die Stufen und wissen, wie wir die Füße zu setzen haben und brauchen uns nicht von Stufe zu Stufe zu tasten. Wir haben diese Erfahrung abgespeichert. Sie steht uns beim Anblick einer Treppe schnell und verlässlich zu Verfügung. Der Berührungsreiz unseres Fußes mit der Treppe vermittelt uns Sicherheit und signalisiert jede Unebenheit, auf die wir aus der gemachten Erfahrung, ohne zu überlegen, sicher reagieren können.

b) *Die psychische Ebene der Ängste*
Ängste können die Folge von Überempfindlichkeit und schlechter Gefühlssteuerung mit fehlender Impulskontrolle sein. Ein emotionales Gedächtnis, auf das nicht in jeder Situation zuverlässig und schnell zurückgegriffen werden kann, verunsichert, da die Betroffen immer wieder die gleichen Fehler machen.

Ein Ungleichgewicht im Verhältnis der Botenstoffe zueinander kann die Gesamtsymptomatik noch zusätzlich belasten, zu Antriebsmangel, Impulsivität, Zwängen, depressiven Verstimmungen und Panikattacken führen.

c) *Die soziale Ebene der Angst*
Sie entspricht der Verhaltensebene und beruht auf einer mangelhaften Steuerung des Denkens und Handelns, bedingt durch eine unzureichende Kontroll-

funktion des Stirnhirns. Die Betroffenen reagieren spontan, unüberlegt und besonders bei Erregung unkontrolliert. Gefühle und Handlungen können sie schwer steuern, ihre Wut nicht bremsen, ihre Aggressivität wird schnell destruktiv. Hinterher bereuen sie ihr Verhalten und geloben Besserung, was oft nur sehr schwer oder gar nicht gelingt. Sie verstehen sich und ihr Verhalten nicht, geben zunächst den anderen die Schuld, reagieren unangepasst, werden ausgegrenzt. Ihr Verhalten macht ihnen Angst, sie ziehen sich zurück und fühlen sich hilflos. Das alles geschieht, weil ihr „Supervisor" für die Verhaltenssteuerung nicht hundertprozentig funktioniert.

Die soziale Ebene der Angst kann verbunden sein mit
• mangelnder Impulssteuerung,
• verminderter Daueraufmerksamkeit,
• fein- und/oder grobmotorischen Problemen,
• innerer und äußerer Unruhe,
• großer Empfindlichkeit,
• Beeinträchtigungen in der Wahrnehmungsverarbeitung und Merkfähigkeit,
• erhöhter Ablenkbarkeit sowie
• schlechtem Selbstwertgefühl.

Man sollte unbedingt an das Vorliegen eines Aufmerksamkeitsdefizitsyndroms denken, wenn chronische Ängste in Kombination mit Symptomen aus diesen drei Ebenen vorkommen.

8.4 Der Unterschied zwischen „Angst" und „Furcht"

Angst ist ein Affektzustand, bei dem eine Gefahr erwartet wird. Drängt sich diese Angst unbegründet und zwanghaft immer wieder auf, wird sie zur Phobie.

Im Kindes- und Jugendalter sind die hirnorganisch bedingten Ängste die häufigsten Gründe, weshalb Eltern ihr Kind einem Therapeuten vorstellen.

Noch vor einigen Jahren, als die neurobiologischen Ursachen für die Entstehung von Ängsten weitgehend unbekannt waren, wurden kindliche Ängste als Folge einer Beziehungsstörung in der Familie angesehen. Deshalb empfahl man zuerst eine Familientherapie, die meist, außer Schuldzuweisungen, wenig brachte.

Um die Ursachen für ängstliches Verhalten zu finden, sollte man folgende Fragen stellen:

• Um welche Ängste handelt es sich und seit wann bestehen sie?
• Handelt es sich um eine krankhafte Angst oder um eine Furcht?
• Wie sehr leidet das Kind, wie reagiert die Familie und das soziale Umfeld darauf?

Die Definition von Angst lautet:

> Angst ist ein unangenehmer Gemütszustand, der mit körperlichen Beschwerden einhergeht, die die Lebensqualität erheblich und längerfristig beeinflussen. Angst kann aber auch ein Gefühl der Bedrohung sein, manchmal ohne realen Hintergrund, aber trotzdem mit eingeschränkter Möglichkeit zur selbständigen Bewältigung.
> Angst ist ein Affektzustand, bei dem eine Gefahr erwartet wird. Drängt sich diese Angst unbegründet und zwanghaft immer wieder auf, wird sie zur Phobie.

Furcht dagegen bezieht sich immer auf einen Gegenstand oder auf eine konkrete Situation. Sie kann durch entsprechende Reaktionen, wie Flucht oder Vermeidung gemildert werden (Furcht vor Spinnen, Wespen, Höhe, vielen Menschen, engen Räumen, Prüfungen usw.).

Besteht eine Angst über längere Zeit, so kann sie zur Erwartungsangst in Form von „Angst vor der Angst" werden, eine Phobie entsteht. Sie führt zu einem völlig unbegründeten Vermeidungsverhalten, dem man sich nicht widersetzen kann, ohne in Panik zu geraten.

> Eine Phobie ist eine Zwangsbefürchtung, eine Angst vor der Angst, die sich entgegen aller Vernunft und der Einsicht, dass sie eigentlich unbegründet ist, immer wieder aufdrängt. Sie macht den Betroffenen hilflos, da er sich der Phobie nicht entziehen kann.

Selbstbehandlungsversuche von Ängsten und Phobien erfolgen mit Alkohol, Nikotin, Medikamenten oder auch illegalen Drogen, die immer nur vorübergehend und betäubend wirken. Eine erfolgreiche Behandlung von Ängsten ist auf Dauer nur möglich, wenn man deren Ursachen beseitigt und nicht das Symptom allein behandelt.

8.5 Verschiedene Ängste und ihre Ursachen

Im Folgenden sollen einige Erfahrungen aus der Praxis die Ursachen für Ängste bei Kindern und Jugendlichen veranschaulichen.

Trennungsangst: Das Kind glaubt, mit der Trennung seiner Eltern einen Elternteil zu verlieren. Es fühlt sich in seiner Geborgenheit bedroht, da es den intrafamiliären Konflikt mit Streitigkeiten und gegenseitigen Schuldzuweisungen seiner Eltern unmittelbar erlebt. Das Kind erlebt diese Situation als bedrohlich, steht hilflos zwischen seinen Eltern und glaubt, diese für immer zu verlieren.

Dunkelangst: Kinder und Jugendliche fühlen sich im Dunkeln bedroht. In ihrer Phantasie können sie Gespenster sehen, als optische Täuschungen, die besonders bei Reizfilterschwäche und nach Angst machenden Filme und Berichten erscheinen.

Hundeangst: Beruht oft auf negativen Erfahrungen, die selbst gemacht oder von anderen geschildert wurden. Menschen, die vor Hunden Angst haben, werden auch häufiger von ihnen angegriffen, weil Hunde diese Ängstlichkeit spüren und falsch deuten. Hunde mögen nicht, wenn ein Fremder sie mit den Augen fixiert, sie empfinden das als Herausforderung. Sie riechen auch die Angst im Schweiß des Vorbeigehenden, das verunsichert sie, ebenso wie schnelles Weglaufen und Verstecken. Aber gerade das machen manche ängstlichen Kinder. Hier hilft nur den Umgang mit Hunden üben, um deren Mentalität zu verstehen.

Schulangst: Versagensängste sind in der Schulzeit sehr häufig und haben meist ein neurobiologisches Korrelat. Deshalb muss man nach Störungen in der Wahrnehmungsverarbeitung suchen, wie:

• ADS,
• Teilleistungsstörungen,
• nicht altersgerechte soziale Reife mit Störung der sozialen Interaktion und
• Überforderung.

Sowohl Unter- als auch Überforderung beeinträchtigen die Leistungsfähigkeit und können langfristig Versagensängste, eine Selbstwertproblematik und aggressives Verhalten verursachen. Das betrifft sowohl die durch Lernbehinderung überforderten Kinder und Jugendlichen, die hoch- und sehr begabten unterforderten als auch die Kinder, die die deutsche Sprache nur unzureichend beherrschen.

Das Versagen im Leistungs- und Verhaltensbereich von sehr und hochbegabten Kindern und Jugendlichen wird noch viel zu häufig als Folge einer Unterforderung angesehen. Viel häufiger stecken aber Teilleistungsstörungen dahinter, die durch Defizite in der Wahrnehmungsverarbeitung, wie sie auch beim AD(H)S vorkommen, bedingt sind. Sehr intelligente Kinder und Jugendliche können lange ihre Defizite durch Fleiß kompensieren, so dass sie nach außen hin nicht auffallen. Durch ihren hohen Selbstanspruch und ihre sehr gute Reflexionsfähigkeit leiden sie aber besonders unter ihren Defiziten, was den anderen meist verborgen bleibt. Panikattacken und Blackout-Reaktionen sind die Folgen, weshalb sie dann meist zur Behandlung kommen.

8.6 Panikattacken

Panik ist eine anfallartig auftretende Angstattacke mit psychischen und körperlichen Symptomen, wie schnellem Herzschlag, Luftnot, Schwindel, Schwitzen, Zittern und Blässe der Haut.

Psychodynamik der Entstehung von Panik

Wenn folgende Faktoren zusammentreffen, kann aus Angst Panik werden:

veränderte Wahrnehmungsverarbeitung
+
psychische Belastung
↓
schlechtes Selbstwertgefühl
+
Erwartungs- und Versagensängste
↓
Vermeidungsverhalten
+
belastende aktuelle Lebensereignisse
↓
Dauerstress
↓
Panikattacken

Neurobiologisch geht einer Panikattacke immer ein stark angstbesetzter Stress voraus; dieser führt zu einem erhöhten Serotoninverbrauch, so dass es zu einer Reizleitungsstörung im serotonergen System kommt. Dadurch wird z. B. das sog. Angstnetzwerk um den Mandelkern herum destabilisiert. Durch seinen engen Bezug zur Stressachse veranlasst der Mandelkern eine erhöhte Noradrenalinausschüttung in die Blutbahn, was das gesamte serotonerge und noradrenerge System noch zusätzlich destabilisiert. Es gerät außer Kontrolle, bricht zusammen, Panik entsteht. Die Voraussetzungen dafür sind Anlagebereitschaft und lang andauernder negativer Stress.

Eine gut funktionierende Stressachse ist aber auch überlebenswichtig für schnelles Reagieren in Gefahrensituationen. Ihre wichtigsten Anteile und deren Funktion bei Gefahr sind: Vom Mandelkern (er gehört zum Limbischen System und ist das Angstgedächtnis) werden Gefahrensignale sofort an die Hypophyse weitergeleitet. Sie sondert dann ein Hormon ab, das die Nebennierenrinde aktiviert, um Noradrenalin in großen Mengen in den Körperkreislauf abzusondern. Noradrenalin als Stresshormon setzt den Körper in Alarm- und Abwehrbereitschaft. Die Sinne sind plötzlich hellwach, Blutdruck und Blutzucker steigen, die peripheren Gefäße verengen sich, das Herz schlägt schnell, der Körper kann blitzschnell und gezielt reagieren, die Wahrnehmungsfähigkeit ist eingeengt. Wenn der akute Stress massiv und unerwartet auftritt, dekompensiert das Regulationssystem und es entsteht Panik mit dem Gefühl der vitalen Bedrohung, dem der Betroffene hilflos ausgesetzt ist.

8.7 Schulphobie

Die Schulphobie dagegen ist eigentlich eine Trennungsangst des Kindes von seiner Mutter, wenn zwischen beiden eine zu große Abhängigkeit besteht. Sie entwickelt sich aus dem Bedürfnis der Mutter, Defizite des Kindes durch Überbehütung und Verwöhnen auszugleichen. Bei der Schulphobie ist nicht die Schule das furchtbesetzte Objekt, sondern die Trennung des Kindes von seiner Mutter. Das Kind lernt, die Angst zweckdienlich einzusetzen, um nicht in die Schule gehen zu müssen, wo es leistungsmäßig kaum Probleme hat. Die eigentlichen Ursachen sind der soziale Reiferückstand des Kindes in der Persönlichkeitsentwicklung und die zu enge Mutter-Kind-Beziehung, die im Wesentlichen von Seiten der Mutter unterhalten wird. Schaut man genauer hin, liegen die Ursachen für die Entwicklung einer Schulphobie im Verhalten von Mutter und Kind. Selbständigkeit, soziale Reife und Selbstwertgefühl des Kindes leiden. Seine Intelligenz ist meist gut und nicht primär von Bedeutung.

Die Schulphobie mit den Symptomen ängstlich gefärbter Schulverweigerung bei psychosomatisch bedingten Beschwerden tritt nach den Ferien oder nach Wochenenden besonders häufig auf. Die Betroffenen finden am Vorabend keinen Schlaf, morgens verweigern sie das Aufstehen. Sie klagen solange über körperliche Beschwerden wie Übelkeit, Bauchschmerzen, Ängste und Panik, bis sie zu Hause bleiben dürfen oder von der Schule abgeholt wurden.

Zu Hause sind sie dann nach kurzer Zeit wieder putzmunter und völlig beschwerdefrei. Je häufiger sie aus diesem Grund zu Hause bleiben dürfen, umso stärker wird ihr Widerstand gegen jeden Schulbesuch und umso schwieriger wird auch eine Behandlung.

8.8 Zwänge und ihre Ursachen

„Zwänge sind Rituale, die immer wiederkehren und sich nicht unterdrücken lassen. Sie betreffen das Denken, das Handeln und die Vorstellung. Sie werden als störend empfunden und dienen der Neutralisation von Ängsten, Aggressionen und der Stabilisierung des Selbstwertgefühls, wenn zur psychischen Entlastung keine anderen Bewältigungsstrategien zur Verfügung stehen."

So die Definition, die sich auch in der Praxis immer wieder bestätigt und die besagt, dass Ängste, die über einen längeren Zeitraum bestehen, Zwänge auslösen können. Mit Hilfe dieser Zwänge wird der angstbedingte Stress abgebaut oder reduziert. Zwänge sind eine Art Selbstbehandlung – der Körper versucht, sein psychisches Gleichgewicht wieder herzustellen, was ihm aber immer nur solange gelingt, wie die Zwangshandlungen andauern. Zwangshandlungen neutralisieren Ängste und werden anfangs dazu bewusst eingesetzt. Mit der Zeit verselbständigen sie sich und werden zum alles beherrschenden Erlebnis. Sie können dann nur mit großer Anstrengung unterdrückt und aufgeschoben werden. Obwohl der Betroffene sie als unsinnig erkennt, kann er sich ihnen nicht widersetzen. Je länger sie bestehen, umso automatisierter verlaufen sie, bis sie schließlich einen reflektorischen Charakter annehmen und damit ihre Behandlung zunehmend schwerer wird.

Bei Zwangsgedanken drängen sich bildhafte Befürchtungen auf, die zwar als unrealistisch eingeordnet, deren stereotype Wiederkehr aber nicht verhindert werden kann. Allen Zwängen liegt eine neurobiologisch bedingte Funktionsstörung bestimmter Hirnregionen mit Serotoninmangel zugrunde.

Gerade durch ihre scheinbare Unsinnigkeit und den nicht zu überwindenden Kontrollverlust sind Zwänge sehr schambesetzt und haben eine große Dunkelziffer.

In der Praxis erlebe ich häufig, dass die Eltern der Kinder und Jugendlichen eine Zwangsstörung haben. Frühere Behandlungen waren meist nicht von Dauer und die Betroffenen haben sich an ein Leben mit ihren Zwängen als schicksalhaft bedingt „gewöhnt".

Besonders bei den Eltern von Kindern, die ein ADS mit oder ohne Hyperaktivität haben, lohnt es sich, nach einem ADS als Ursache der Zwangsstörung zu suchen. Auch bei Erwachsenen mit einem bisher nicht erkannten und nicht behandelten ADS verbunden mit Ängsten und Zwängen greift eine Behandlung mit Stimulanzien an der eigentlichen Ursache der verschiedensten Ängste, Zwänge, Panikattacken und Blackout-Reaktionen an. Je zeitiger mit der Behandlung begonnen wird, desto besser sind ihre Erfolge.

Eine Behandlung mit einem Serotoninwiederaufnahmehemmer allein reicht bei AD(H)S bedingten Angst- und Zwangsstörungen allerdings oft nicht aus. Trotz Verhaltenstherapie mit möglicher vorübergehender Besserung kommen die Zwänge meist mit wechselnden Erscheinungsformen wieder. Eine Behandlung der neurobiologischen Ursache der Zwänge im Rahmen eines AD(H)S mit Stimulanzien ergibt deutlich bessere und bleibende Erfolge. Nur wenn die Zwangssymptomatik noch nicht zu lange besteht, kann ein verhaltenstherapeutisch ausgerichtetes Therapieprogramm allein erfolgreich sein, denn je länger die Ängste und Zwänge bestehen, desto schwerer sind sie zu beseitigen. Besteht die Möglichkeit einer kausalen Therapie, sind deren Aussichten auch noch bei Erwachsenen um vieles besser.

8.9 Therapeutische Strategien bei Ängsten im Kindes- und Jugendalter

8.9.1 Konfrontationstherapie

Eine klassische Verhaltenstherapie von Ängsten ist die Konfrontationstherapie, deren Grundzüge von einer schrittweise erfolgenden kognitiven Angstbewältigung bestimmt werden, z. B. nach dem Schema von Sulz (1987).

Unter Anleitung eines Therapeuten erfolgt ein gemeinsames Problemlösetraining, bei dem der Patient sein Handeln bestimmt.

Nach erfolgter Information über Angst mit ihren verschiedenen Erscheinungsformen und nach Entspannungstraining wird gemeinsam eine individuelle Konfrontationsübung erarbeitet. Sie besteht aus folgenden Schritten:

- Wahrnehmung der Vorboten der Angst,
- akzeptieren der Angst,
- Entscheidung zum Durchhalten oder Abbrechen,
- beschreiben, wie die Angst schwindet,
- Selbstreflexion über das Erleben der Angst.

Zuvor ist eine gründliche Erhebung der Krankengeschichte mit Herausarbeitung von Belastungen, Konflikten und Symptomen sowie die Suche nach Hinweisen für eine neurobiologisch bedingte Störung unerlässlich.

8.9.2 Die ursachenorientierte Verhaltenstherapie

Ursachen der Ängste finden bedeutet, nach inneren und äußeren Ursachen für deren Entstehung zu suchen, Wahrnehmungsverarbeitung und Selbstbewusstsein mit den folgenden Zielen zu überprüfen:

- Das Selbstwertgefühl verbessern,
- positive Fähigkeiten herausarbeiten,
- dem Betroffenen Zusammenhänge erklären und Therapieansätze mit ihm erarbeiten,
- Erfolge ermöglichen und wahrnehmen,
- kognitives Umdenken erlernen, negative Sichtweise verändern,
- eine realistische Hoffnung auf erfolgreiche Behandlung vermitteln,
- zur aktiven Mitarbeit motivieren,
- Impulse und Verhalten kontrollieren lernen,
- Stressabbau durch Entspannungsverfahren,
- Ressourcen erarbeiten, Erfolge genießen, sich loben lernen,
- Therapieziele mit Hilfe kleiner strukturierter Etappen erreichen,
- wieder positiv denken lernen,
- durch spürbare Erfolge und soziale Anerkennung Selbstwertgefühl und soziale Kompetenz verbessern und genießen,
- frei und uneingeschränkt über eigene individuelle Fähigkeiten verfügen können sowie
- Konflikte vermeiden und den Umgang mit Stress lernen.

Solch ein Programm setzt eine enge und regelmäßige Zusammenarbeit von Betroffenen, deren Eltern und dem Therapeuten voraus mit Einbeziehung der Schule und des sozialen Umfeldes. Bei einer ausgeprägten Angst- Symptomatik im Rahmen eines AD(H)S ist eine erfolgreiche Behandlung erst durch Kombination der Verhaltenstherapie mit Medikamenten auf Dauer möglich. Ängste, die über mehrere Monate bestehen und in ihrer Art und Schwere wechseln, sind ein frühes Leitsyndrom für ein ADS ohne Hyperaktivität. Rechtzeitig erkannt, sind sie kausal gut zu behandeln. Diese Kinder und Jugendlichen profitieren sehr von der Gabe von Stimulanzien in Verbindung mit Verhaltens- und Lerntherapie. Bei vielen schweren Ängsten beschleunigt eine vorübergehende Kombination mit Gabe von Serotoninwiederaufnahmehemmern den Therapieerfolg. Letztere werden in ganz geringer Dosierung verordnet, da sich beide Medikamente in der Kombination potenzieren. Ziel der Behandlung ist in jedem Fall, die Ängste für immer zu beseitigen, was nur möglich ist, wenn man ihre neurobiologischen Ursachen behandelt.

Hier lohnt es sich, neue Wege zu gehen, damit die Angst nicht chronisch wird.

Bisher hat sich die Wissenschaft vorwiegend mit der Diagnostik und Behandlung von Angsterkrankungen bei Erwachsenen beschäftigt. In der wissenschaftlichen Fachliteratur kommen die verschiedenen Experten immer wieder zu den gleichen Schlussfolgerungen:

> Angst ist ein Frühzeichen einer beeinträchtigten hirnorganischen Funktion und oft der Beginn einer psychischen Krankheit, deren Vollbild erst viele Jahre später sichtbar wird.

8.10 Angst als Beginn einer psychischen Erkrankung

Psychische Krankheiten nehmen an Häufigkeit zu, sie beginnen meist in der Kindheit mit Auffälligkeiten im Verhaltens- und Leistungsbereich und mit Ängsten. Erfolgt keine Behandlung können sie zur psychischen Krankheit mit erheblicher Beeinträchtigung der Lebensqualität werden. Im Erwachsenenalter stehen psychische Erkrankungen in der Häufigkeit an zweiter und bei den Behandlungskosten an vierter Stelle.

Angststörungen sind in der Bevölkerung weit verbreitet. In der wissenschaftlichen Literatur werden sie mit einer Häufigkeit von 8 % angegeben, wobei es eine große Dunkelziffer gibt. Sie sind eine Vorstufe und Bestandteil von Depressionen und gehören neben Substanzmissbrauch und Abhängigkeit zu den am meisten verbreiteten psychischen Störungen. Von Angststörungen betroffen sind vor allem Frauen. Sie erkranken im Alter von 24 bis 44 Jahren etwa doppelt so häufig wie Männer. Dabei waren die ersten Symptome bei über 50 % der befragten Angstpatienten schon vor dem 15. Lebensjahr vorhanden. Meist wurden sie erst viele Jahre später als solche erkannt und professionell behandelt. Unter der bisher üblichen symptomatischen Behandlung rezidivierender Ängste kommt es noch immer sehr oft zu Depressionen und Abhängigkeiten. Nur eine differenzierte Diagnose mit Erfassung der eigent-

119

lichen Ursache ermöglicht eine kausale und somit eine dauerhafte Therapie dieser psychischen Erkrankung.

> Eine psychische Krankheit ist eine krankhafte Störung der Wahrnehmung, des Verhaltens, der Erlebnisverarbeitung, der sozialen Beziehungen und der Körperfunktionen.

Generalisierte Angststörungen, Depressionen, Zwangskrankheiten, Schizophrenien und Persönlichkeitsstörungen beginnen meist schon im Kindes- und Jugendalter mit ängstlich-aggressivem Verhalten, bei gleichzeitig bestehender innerer Verunsicherung und schlechtem Selbstwertgefühl. Sie sind Folge einer immer wieder erlebten Hilflosigkeit, deren Ursache eine angeborene veränderte Wahrnehmungsverarbeitung sein kann, die mit zunehmender Belastung vom Körper schließlich nicht mehr kompensiert wird.

Ein Teufelskreis, dessen Ursache eine neurobiologisch bedingte angeborene Funktionsstörung des Gehirns ist, deren Bedeutung bisher viel zu wenig erkannt und deshalb zu selten diagnostiziert und rechtzeitig behandelt wurde.

Bei Verhaltensauffälligkeiten im Kindes- und Jugendalter sind die Ursachen herauszufinden, gelingt dies nicht, muss man die Betroffenen in eine Langzeitbetreuung einbinden und die Eltern als Coach anleiten.

8.11 Medikamentöse Behandlung

Bei schweren Ängsten, ausgeprägtem Leidensdruck, reduzierter Lebensqualität mit einer Beeinträchtigung der weiteren Entwicklung und der Lebensperspektive sollte man mit einer medikamentösen Behandlung nicht zögern. Sie erfordert vom Therapeuten gute pharmakologische Kenntnisse und eine intensive Betreuung der Betroffenen.

Die Serotoninwiederaufnahmehemmer sind auch bei Kindern und Jugendlichen gut wirksam und wesentlich nebenwirkungsärmer als die für das Kindesalter zugelassenen trizyklischen Antidepressiva. Leider sind sie mangels Studien erst ab dem 18. Lebensjahr zugelassen. Ihr Ort der Wirkung ist die Schaltstelle der Nerven, wo sie das zur Verfügung stehende Serotonin erhöhen. Der Ort der Stimulanzienwirkung ist ebenfalls der synaptische Spalt, die Verbindungsstelle zweier Nerven. Dort blockiert das Stimulans den Abtransport und erhöht somit den Botenstoffanteil im Spalt, der erforderlich ist für die Weiterleitung der bioelektrischen Reize.

Was bringt eine Stimulanzienbehandlung den Kindern und Jugendlichen mit einem AD(H)S und ausgeprägter Symptomatik?

- Wahrnehmungsreize werden schneller und gezielter weitergeleitet.
- Abgespeichertes Wissen kann schneller abgerufen und frühere Erfahrungen können besser genutzt werden.
- Das Kurzzeitgedächtnis nimmt nur wichtige Informationen auf, unwichtige können ausgeblendet werden.
- Reaktionen und Gefühlssteuerung gelingen angemessen und schneller.
- Die Konzentration ist besser, die Ablenkung deutlich weniger.
- Motorische Beeinträchtigungen lassen deutlich nach.

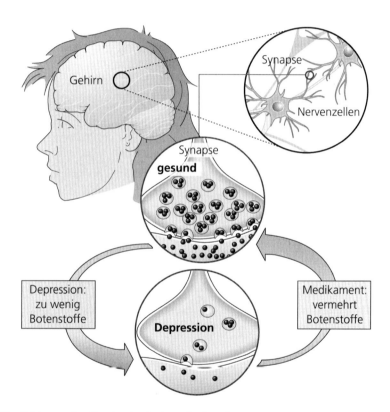

Abb. 21: Wirkung der Serotoninwiederaufnahmehemmer

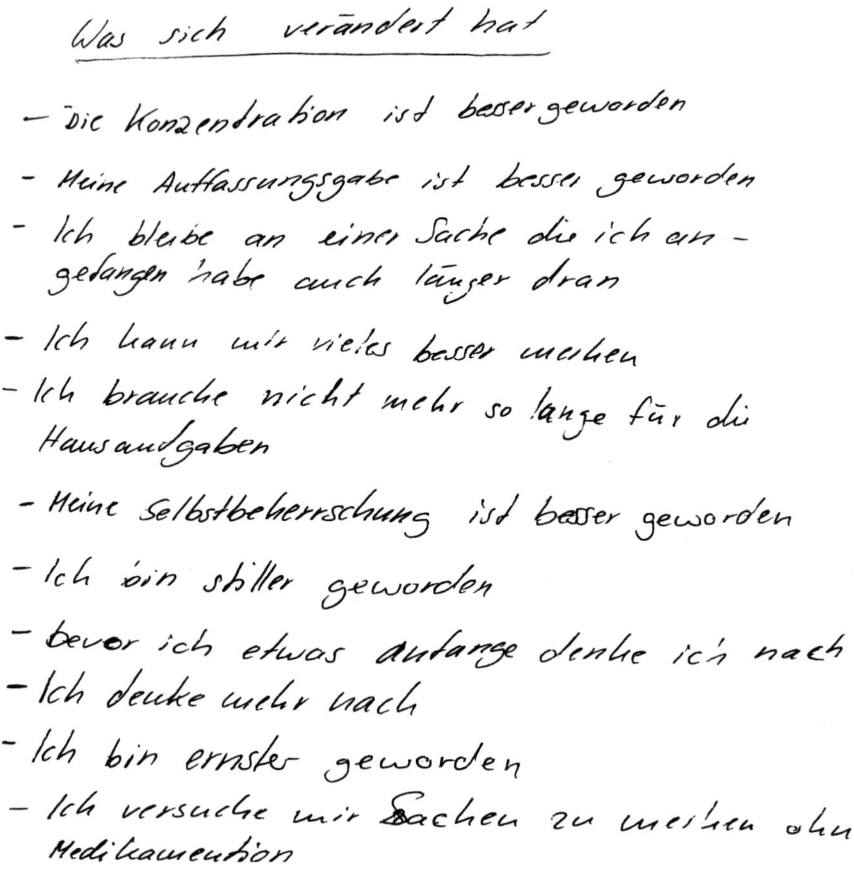

Was sich verändert hat

– Die Konzendration ist besser geworden

– Meine Auffassungsgabe ist besser geworden

– Ich bleibe an einer Sache die ich angefangen habe auch länger dran

– Ich kann mir vieles besser merken

– Ich brauche nicht mehr so lange für die Hausaufgaben

– Meine Selbstbeherrschung ist besser geworden

– Ich bin stiller geworden

– bevor ich etwas anfange denke ich nach

– Ich denke mehr nach

– Ich bin ernster geworden

– Ich versuche mir Sachen zu merken ohne Medikamention

Abb. 22: Eine Gymnasiastin mit ADS schildert die Wirkung von Stimulanzien.

9   Aggressives Verhalten

9.1   Verschiedene Formen der Aggressivität

Aggressivität kann die Folge einer veränderten Verarbeitung und Bewertung von Umweltereignissen sein und/oder unzureichend erworbener kommunikativer Fähigkeiten zur Konfliktlösung. Die Anlage für aggressives Verhalten wird auf mehreren Genen übertragen und ist angeboren. Was aus dieser Veranlagung wird, entscheiden die Umwelteinflüsse, die das Verhalten prägen.

> Wir unterscheiden eine manifeste, nach außen gerichtete Aggressivität im Handeln und in der Sprache und eine gehemmte, nach innen gerichtete Aggressivität, die im Denken, im Affekt, in der Phantasie oder in den Gefühlen stattfindet.

Nach Hacker (1988) gibt es drei Arten von Aggressionen:

- Aggression mit Kontrollverlust.
- Aggression als Strategie zum Ereichen eines Zieles. Hierbei wird die Aggression mittels scheinbarer Vernunftgründe legitimiert und als solche verleugnet.
- Strukturelle Aggression, die sich in der Nichtbeachtung von Vorschriften und Gesetzen niederschlägt.

Aggressivität als positive Eigenschaft

Aggression als Verhaltensanlage muss nicht unbedingt negativ sein, wenn sie durch soziales Lernen gesteuert werden kann. Dann wird sie zur Waagschale zwischen Selbstbehauptung und sozialer Anpassung. Ob ein Kind eine „gesunde" oder eine „destruktive" (zerstörende) Aggressivität entwickelt, entscheidet sich in den ersten sechs Lebensjahren und hängt im Wesentlichen davon ab, wie es lernt, mit Frustrationen umzugehen.

Die ersten Anzeichen einer sich entwickelnden destruktiven Aggressivität sollten nicht übersehen und sofort korrigiert werden, da sich dieses Verhalten sonst einschleift, verselbständigt und automatisiert. Viel zu oft wird in den ersten Lebensjahren die Aggressivität von den Eltern toleriert oder positiv bewertet. Sie wird mit Willensstärke und der Fähigkeit, sich später einmal behaupten zu können, gleichgesetzt. Beim sozialen Umfeld dagegen stößt aggressives Verhalten frühzeitig auf Ablehnung, diese Kinder werden gemieden. Eine ablehnende Haltung der Umgebung verstärkt beim Kind das Bemühen um Zuwendung und Anerkennung. Es versucht schließlich, durch immer auffälligeres Verhalten sein Ziel zu erreichen. Solche Kinder und Jugendlichen lassen sich leichter zu Handlungen überreden, die sie sonst auf Grund angeeigneter und ihnen bekannter gesellschaftlicher Normen niemals ausführen würden. Es wird für sie ungemein wichtig, Beachtung und Anerkennung zu bekommen und sich und den anderen ihren Mut zu beweisen. Sie befürchten, von ihrer Gruppe ganz ausgeschlossen zu werden, wenn sie mal „nein" sagen, was sie wegen ihres schlechten Selbstwertgefühls und ihrer nicht altersentsprechenden sozialen Reife unter allen Umständen vermeiden wollen und auch nicht ertragen könnten.

9.2 Beispiele aus der Praxis

9.2.1 Paul

Zu der oben beschriebenen Gruppe gehört Paul, ein zwölfjähriger Junge, der trotz sehr guter Begabung in der Schule große Schwierigkeiten im Verhaltens- und Leistungsbereich hat. Für sein Versagen gibt er anderen die Schuld und reagiert sich nach außen hin aggressiv ab. In dem Moment tut das seinem Selbstwertgefühl gut, an mögliche Folgen denkt er in diesem Augenblick nicht – er braucht „action".

Paul hat ein Aufmerksamkeitsdefizitsyndrom mit Hyperaktivität, Impulssteuerungsschwäche und Rechenschwäche. Er musste das Gymnasium verlassen, was er als sehr ungerecht empfand und nicht überwinden kann. Sein Vater sagt ihm oft, er sei ein Versager und dass er sich so einen Sohn nicht gewünscht habe, während die Mutter den Jungen verwöhnt und in Schutz nimmt. Sie konsultiert Beratungsstellen und bringt Paul zu verschiedenen Therapeuten. Jetzt ist er in homöopathischer Behandlung. ADS als mögliche Diagnose lehnt sie genau wie ihr Hausarzt strikt ab.

Paul spricht über seine Probleme und möchte gern anders sein, aber es gelingt ihm nicht, obwohl er sich des Öfteren ernsthaft bemüht. Das macht ihn noch aggressiver, nur in einer Gruppe Gleichgesinnter fühlt er sich stark.

Zusammen mit seiner Gruppe provoziert er wiederholt zwei jüngere Jungen, einfach so, weil sich gerade eine Gelegenheit bietet, sich Mut und Stärke zu beweisen. Er bekommt es wegen dieses Vorfalls mit der Polizei zu tun, wo die drei Zwölfjährigen längst namentlich bekannt sind.

Auf einem Feldweg halten Paul und seine Freunde zwei neunjährige Jungen auf Fahrrädern an, stoßen sie von den Rädern, schubsen und schlagen sie.

Die älteren Jungen fordern die Herausgabe von Bargeld, Handys und Feuerzeugen. Nichts davon haben die beiden Neunjährigen bei sich, woraufhin die anderen drei wütend die Räder demolieren und den Jungen Schlimmeres androhen, falls sie jemandem von dem Vorfall berichten würden. Ohne Unrechtsbewusstsein machen sie sich davon, werden aber schnell von der Polizei ermittelt.

9.2.2 Thomas

Der neunjährige Thomas hat einer Klassenkameradin mitten auf dem Dorfplatz die Bikinihose heruntergezogen, was für die Eltern einer Katastrophe gleicht. Die Leute im Dorf beginnen zu tratschen, die Eltern schämen sich für ihren Sohn, der die ganze Aktion „gar nicht so schlimm" findet. Er hat „nur ausgeführt", was die Gruppe seiner Mitschüler spontan beschloss, als die besagte, relativ unbeliebte, Klassenkameradin auftauchte.

Die Jungen hatten sich am Vormittag über diese „Zicke" geärgert, eine „Streberin und Angeberin", die auch noch von der Lehrerin bevorzugt wird. Die Idee der Gruppe, sich an dem Mädchen zu „rächen" entsteht spontan. Es ist nicht Thomas' Idee, der Mitschülerin im Bikini die Hose herunterzuziehen. Die Idee wird ausgesprochen, die Gruppe stimmt sofort zu und jemand muss gefunden werden, der sich traut, sie umzusetzen. Ohne zu überlegen, übernimmt es Thomas.

Das alles findet an einem Freitagnachmittag auf dem Dorfplatz vor der Kaufhalle statt und so fehlt es nicht an Publikum.

Die Eltern können das Verhalten ihres Sohnes nicht begreifen und suchen nach den Ursachen. Die Diskussion im Dorf reißt nicht ab: „Wenn er jetzt schon so etwas macht, wie wird er dann wohl später erst sein, er könnte ja zur Gefahr für alle Mädchen werden!"

Die kinderpsychiatrische Diagnostik ergibt eine Impulssteuerungsschwäche, eine Selbstwertproblematik mit sozialem Reiferückstand bei sehr guter intellektueller Ausstattung im Rahmen eines Aufmerksamkeitsdefizitsyndroms. Aus diesem Grund konnte Thomas die Konsequenz seines Verhaltens nicht sofort vorausschauend und ausreichend bei der Handlungsplanung berücksichtigen.

9.2.3 Maik

Bei Maik handelt es sich um einen fünfjährigen hyperaktiven Jungen, der schon mit zwei Jahren sein Spielzeug bewusst zerstört, allen Puppen seiner Schwester die Augen ausdrückt, im Kindergarten die Kinder schlägt, tritt, anspuckt und kratzt, so dass sich deren Eltern beschweren. Es wird eine Behandlung empfohlen, erst danach darf er den Kindergarten wieder besuchen. Da seine Mutter am Ende ihrer Kräfte ist, erfolgt eine stationäre Behandlung. Jedes Zimmer in der Klinik, in dem er sich länger als 30 Minuten aufhält, sieht aus wie nach einem Erdbeben – er verbreitet Chaos.

Trotz stationärer Behandlung gibt es später noch große Probleme in der Schule, die eine medikamentöse Behandlung erforderlich machen. Der therapeutische Erfolg ist aber alles andere als gut, denn es gelingt nicht, in die Familie Ruhe und Struktur hineinzubringen, obwohl sich alle darum bemühen. Alle Familienmitglieder haben ein ADS und somit nicht nur Probleme mit sich, sondern auch miteinander. Die Erziehung eines solchen Jungen mit destruktiver Aggressivität bedeutet hier Schwerstarbeit für alle. Die Therapie erfordert eine Mitbehandlung der Familie.

9.2.4 Liane

Liane ist eine zwölfjährige Realschülerin, die in der Klasse wenig Anerkennung findet und deren schulische Leistungen nicht ihrem Fleiß entsprechen. Sie reagiert enttäuscht, ängstlich und kontaktscheu. Schon immer hatte sie nur eine Freundin, die von Lianes guten schulischen Leistungen profitiert. Die „Freundin" überredet Liane vor Beginn der Turnstunde, wenn alle anderen schon in der Halle sind, mit ihr in den Umkleideraum zu gehen, um einer Klassenkameradin Geld aus der Tasche zu entwenden, das ihr das Mädchen angeblich noch schulden würde. Liane führt den Auftrag ihrer Freundin zuliebe aus, ohne lange zu überlegen. Diese „steht draußen Schmiere". Als der Diebstahl entdeckt wird, findet man das Geld bei Liane, die Freundin dagegen „weiß von nichts". Sie habe vor dem Umkleideraum „lange auf Liane gewartet".

Lianes Verhalten wird als unverständlich erlebt, erklärt sich jedoch durch ihr schlechtes Selbstwertgefühl und ihre innere Verunsicherung kombiniert mit einer Impulssteuerungsschwäche, die dazu führen, dass sie spontan, unüberlegt und nach den Wünschen ihrer falschen „Freundin" handelt.

9.3 Das Limbische System – ein Zentrum der Gefühle[1]

Alle emotionalen Wahrnehmungen verlaufen über Serotonin enthaltende Nervenfasern zum Limbischen System und werden dort bewertet und beantwortet. Das Limbische System hat eine Schlüsselfunktion für die Vernetzung von Gefühlen, Gedächtnis, Lernen (Dopamin) und Verhalten (Noradrenalin). Das Stirnhirn (Dopamin) kontrolliert diese Reaktionen, mit seiner Hilfe können wir unser Verhalten steuern und sozial angepasst reagieren, obwohl uns manchmal auch anders zumute ist. Das Stirnhirn warnt uns und verhindert so, dass wir unüberlegt oder destruktiv handeln. Ist seine Funktion beeinträchtigt, kommt es zu spontanen und unüberlegten Reaktionen, die wir so

---

[1] Limbisch kommt aus dem Lateinischen und bedeutet so viel wie Grenze.

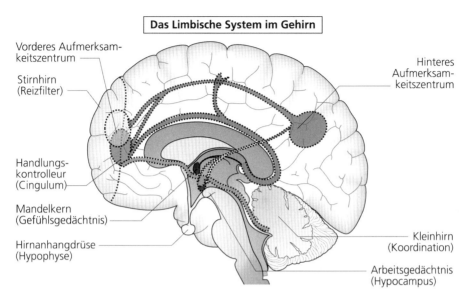

Das Limbische System im Gehirn

Vorderes Aufmerksam-keitszentrum

Stirnhirn (Reizfilter)

Handlungs-kontrolleur (Cingulum)

Mandelkern (Gefühlsgedächtnis)

Hirnanhangdrüse (Hypophyse)

Hinteres Aufmerksam-keitszentrum

Kleinhirn (Koordination)

Arbeitsgedächtnis (Hypocampus)

Abb. 23: Das Leitungssystem im Gehirn mit den verschiedenen Botenstoffberei-chen. Das limbische System ist der „Bauch" in unserem Kopf. Als Zentrum der Gefühle steht es über sein serotoninhaltiges Reizleitungssystem (blau) mit den anderen beiden Systemen in engem Kontakt, dem hell-grauen dopaminhaltigen und dem dunkelgrau noradrenalinhaltigen Sys-tem. Alle drei Systeme kommunizieren ständig miteinander und beeinflussen sich gegenseitig. Nur so können wir von beiden Aufmerksamkeitszentren, die sich im Gehirn befinden, gleichzeitig profitieren. Da sie sich ergänzen, opti-mieren sie unsere Aufmerksamkeit.

eigentlich gar nicht wollten. Wir und unsere Umgebung sind dann von unse-rem Verhalten enttäuscht.

Einen weiteren Einfluss auf unser Verhalten hat das Verhältnis der Boten-stoffe zueinander. Eine Verschiebung des Verhältnisses der verschiedenen Bo-tenstoffe verändert die Art und Weise unserer Reaktion. Ein Übergewicht an Noradrenalin in den Schaltstellen der Nerven wirkt auf unser Verhalten ag-gressionsfördernd, eine ausreichende Menge an Serotonin dagegen ausglei-chend und anpassungsfähig.

Von weiterer Bedeutung für die Steuerung unseres Verhaltens ist ein hoher Stresspegel im Körper. Er signalisiert akute Gefahr und kann Impulshandlun-gen auslösen, die sich kurzfristig unserer Kontrolle entziehen.

127

9.4 Die häufigsten neurobiologischen Ursachen für Aggressivität

Aggressivität kann ein Bestandteil folgender Entwicklungsstörungen sein:

- Bei gestörter Wahrnehmungsverarbeitung bedingt durch Minderbegabung und Entwicklungsrückstand,
- bei frühkindlicher Hirnschädigung, angeboren oder nach der Geburt erworben, oder
- als Folge verschiedenster Schädigungen des sich entwickelnden kindlichen Gehirns. Ursachen dafür können sein:
  - Schädigungen in der Schwangerschaft, die die Entwicklung des Gehirns beeinflussen, wie Infektionen, Nikotin und Alkohol.
  - Während der Geburt kann es zu Sauerstoffmangel kommen, Nervenzellen sterben infolge mangelnder Versorgung ab.
  - Eine Schädigung des Gehirns durch Infektionen, Lungenunreife (besonders bei Frühgeborenen) oder durch schwere Neugeborenen-Gelbsucht kann die frühkindliche Entwicklung entsprechend ihrer Schwere beeinträchtigen und eine verzögerte statomotorische und sprachliche Entwicklung bewirken. Das Verhalten ist dabei von Anfang an auffällig, die Intelligenz liegt meist unter dem Durchschnitt.

Der APGAR-Wert, der bei jedem Neugeborenen sofort nach der Geburt dokumentiert werden muss, kann als Hinweis auf eine mögliche geburtstraumatische Schädigung herangezogen werden.

Der APGAR-Wert ist im Entwicklungsheft nachzulesen und sollte möglichst 10 Punkte erreichen. Es werden Atmung, Puls, Muskeltonus, Hautfarbe und Reaktion des Neugeborenen eine, fünf und zehn Minuten nach der Geburt bewertet.

Je stärker die vitale Beeinträchtigung des Neugeborenen nach der Geburt, umso niedriger sein APGAR-Wert und umso schwerer können die Folgen für Entwicklung, Verhalten, Konzentration und Gefühlssteuerung sein. Die empfindlichsten Kriterien für die Beurteilung der Entwicklung eine Kindes von Geburt an sind:

- Reflexverhalten,
- Motorik (Krabbeln, Sitzen, Laufen),
- Reaktion und Verhalten,
- Sprache,
- Wahrnehmungsverarbeitung,
- Umgang mit anderen.

Kommt es in diesen Bereichen zu einem Entwicklungsrückstand, sollte immer zuerst eine mögliche Schädigung vor, während oder nach der Geburt ausgeschlossen werden.

Eine bedeutsame Verhaltensstörung, die mit verschiedensten Formen von Aggressivität einhergehen kann (verbunden mit Ängsten und Selbstwertproblematik) ist das Aufmerksamkeitsdefizitsyndrom.

Es beginnt in der frühen Kindheit und ist eine biologisch geprägte und genetisch bedingte Veranlagung. Sie beeinflusst als eine angeborene Regulationsstörung die Persönlichkeitsentwicklung von Anfang an. Es bestehen eine Überempfindlichkeit gegenüber Frustrationen, eine veränderte Wahrnehmungsverarbeitung, Selbstwertproblematik mit Versagensängsten, eine emotionale Steuerungsschwäche und es kommt zu Störungen in der sozialen Integration. Wenn keine Behandlung erfolgt und die Symptome jahrelang bestehen bleiben, können sie die gesamte Persönlichkeitsentwicklung bestimmen. Im Laufe der Zeit verstärken und automatisieren sich die AD(H)S bedingten neurobiologischen Störungen und aus ihnen kann sich ein Borderline-Syndrom entwickeln. Voraussetzung dafür sind eine ausgeprägte und schwerwiegende AD(H)S-Symptomatik, ungünstige soziale Bedingungen und eine unzureichende Therapie des AD(H)S.

9.5 Wenn aus einem AD(H)S eine Borderline-Störung wird

Folgende Faktoren begünstigen die Entwicklung einer Borderline-Störung auf der Grundlage eines AD(H)S:

*   Schwere individuelle psychische und soziale Belastungen,
*   das Fehlen von Copingfaktoren (Schutzfaktoren, z.B. Einbindung in ein verständnisvolles soziales Umfeld, Anerkennung, ein gutes Selbstwertgefühl, feste Strukturen),
*   langer Leidensweg durch späte Diagnostik,
*   viel Stress und schwere psychische Belastungen,
*   unzureichende Behandlung, die zu spät erfolgt und hierbei nur einzelne Symptome vorübergehend bessert,
*   chronische schulische und soziale Überforderungen sowie
*   wenig Selbstvertrauen mit vielen Ängsten.

Unter diesen Bedingungen kann ein ausgeprägtes ADHS in der Kindheit, das mit einer schweren Regulationsstörung einhergeht, zur traumatisierenden Belastung werden, die unbehandelt und unter ungünstigen Bedingungen im Erwachsenenalter zu einer schwer zu behandelnden Borderline-Störung wird, unter der die Betroffenen und deren soziales Umfeld gleichermaßen leiden.

Extreme Gefühlsschwankungen zwischen Aggressivität und Depressivität, veränderte Wahrnehmungsverarbeitung, Selbstwertkrisen mit Suiziddrohungen, impulsives Verhalten mit Kontrollverlust sind das Ergebnis einer in der frühen Kindheit beginnenden Störung in der Persönlichkeitsentwicklung.

Schon frühzeitig sind Hauptsymptome im Kindes- und Jugendalter zu erkennen, die in ihrer Summe auf eine beginnende Borderline-Störung hindeuten können. Solche Symptome sind:

- Emotionale Instabilität mit aggressivem und depressivem Verhalten,
- nachhaltige Beeinträchtigung der sozialen Anpassung,
- Stimmungsschwankungen, die zu heftigen zwischenmenschlichen Konfliktsituationen führen,
- Selbstwertkrisen mit Versagensängsten, Ablehnung der eigenen Person und Selbstmordgedanken,
- autoaggressive Reaktionen, wie Ritzen, sich bestrafen sowie
- impulsive Durchbrüche mit kurzem Kontrollverlust.

9.6   Das Borderline-Syndrom des Erwachsenen

Im Erwachsenenalter bietet das ausgeprägte Krankheitsbild der Borderline-Störung dann folgende Symptome:

- Mangelhafte Impulssteuerung, die zu zwischenmenschlichen Konflikten führt,
- Identitätsunsicherheit mit aggressiven und autoaggressiven Handlungen,
- viele Ängste mit depressiven Verstimmungen,
- mangelhafte Unterscheidungsfähigkeit zwischen Realität und Einbildung,
- chronisches Gefühl der Langeweile, das nicht ertragen werden kann,
- unreife Abwehrmechanismen wie Rückzug, Verleugnung oder etwas wegnehmen.

In letzter Zeit wird von immer mehr Ärzten die Borderline-Persönlichkeitsstörung im Zusammenhang mit einem ADHS gesehen. Lässt sich aus dem Krankheitsverlauf ein AD(H)S als eigentliche Ursache nachweisen, so wäre mit einer rechtzeitigen Behandlung eine Unterbrechung dieser extremen Fehlentwicklungen möglich. Das erfordert in jedem Fall die Suche nach einer AD(H)S-Problematik in der Kindheit und deren Behandlung durch einen ADHS-Spezialisten, der auch über Erfahrungen mit verhaltenstherapeutisch orientierter multimodaler (vielschichtiger) Therapie verfügt. Dabei sollte die Therapie so zeitig wie möglich beginnen, mehrere Jahre dauern und auch, was hierbei meist erforderlich ist, die Gabe von Stimulanzien miteinbeziehen. Außer einen Therapeuten benötigen diese Patienten unbedingt noch einen Coach. Das kann ein Elternteil, ein Verwandter oder der Lebenspartner sein, der als verlängerter Arm des Therapeuten tätig wird und dem Betroffenen bei der Umsetzung der therapeutischen Strategien hilft.

Eine Behandlung, die erst beginnt, wenn sich die typische Borderline-Symptomatik mit ihren dysfunktionalen Schemata im Denken und Fühlen schon über Jahre oder Jahrzehnte eingeschliffen hat, ist sehr schwierig, aber durchaus Erfolg versprechend, wenn sie an den Ursachen ansetzt. Erschwerend für eine spätere Behandlung sind die nur wenig zu beeinflussenden individuellen negativen Bewertungen von Seiten des sozialen Umfeldes. Die Betroffen entwickeln zum Selbstschutz ein starres und unflexibles Verhalten, an dem sie festhalten. Es stellt für sie eine Sicherheit dar, die sie bei ihrem schlechten Selbstwertgefühl, ihrer reaktiv veränderten Sichtweise und ihren extremen Gefühlsschwankungen brauchen. Eine Psychotherapie wird auf Grund ihrer Überforderungs- und Enttäuschungserfahrung nur mit großem Vorbehalt angenommen oder strikt abgelehnt. Deshalb wäre eine kausale Therapie der Borderline-Störung bei Komorbidität mit einem ADHS ein therapeutischer Fortschritt.

Borderline – eine Extremform des AD(H)S im Erwachsenenalter?

In meiner klinischen Tätigkeit habe ich viele Borderline-Patienten kennen gelernt. Jugendliche und junge Erwachsene mit einer Borderline-Symptomatik sind eine Herausforderung für jeden Therapeuten, denn sie unterscheiden sich deutlich vom Gros der Patienten. Durch ihre veränderte Wahrnehmung und ihre auffallenden Reaktionen werden sie schnell zu Problempatienten. Sie zeigen dem therapeutischen Team seine Grenze und bringen ihren Therapeuten mehr als einmal dazu, an seinen Fähigkeiten zu zweifeln. Sie veranlassen den Therapeuten, an ihnen sein Können zu messen.

> Ein Borderline-Patient reagiert aggressiv, er verbreitet ungewollt Aggressivität, denn er steht immer extrem unter Stress.

Im stationären Bereich stehen und „wirken" die Borderline-Patienten eher im Hintergrund. Sie sind meist Einzelgänger, die den Kontakt zu den anderen Patienten meiden. Außer an aggressiven Handlungen beteiligen sie sich zunächst nicht am Stationsablauf. Von den Mitpatienten werden sie wegen ihrer unberechenbaren Spontaneität gemieden. Als Leiter einer Station hat man häufig auch Mühe, dem Betreuungspersonal das Verhalten dieser „ungekrönten Könige" verständlich zu machen. Vom Aufwand her, den sie den Stationsmitarbeitern bereiten, ist dieser „Titel" für die Borderline-Patienten auf jeden Fall sehr passend.

Auch als forensischer (vom Gericht beauftragter) Gutachter ist es schwer, dem Gericht die Fassungslosigkeit des Borderline-Täters seiner Tat gegenüber als nicht nur vorgetäuscht zu erklären. Diese destruktiven Impulse sind es, die den Borderline-Patienten besonders charakterisieren und dessen aggressives Abreagieren an der Umwelt und an sich selbst an therapeutische Grenzen führt.

Ein nachgewiesener Zusammenhang zwischen der Borderline-Störung und einem AD(H)S würde weitere therapeutische Möglichkeiten eröffnen. Es könnten aber auch durch eine rechtzeitige kausale Behandlung des AD(H)S diese schweren psychopathologischen Befunde im Erwachsenenalter gemindert oder in vielen Fällen gar verhindert werden.

Eine gemeinsame Ursache für ADHS und Borderline-Störung zu akzeptieren, setzt voraus, dass man das AD(H)S als eine neurobiologisch bedingte Funktionsstörung im Bereich des gesamten Hirns und nicht nur des Stirnhirns auffasst und den Zusammenhang von Wahrnehmungsverarbeitung und Verhaltensbildung auf Botenstoffbasis versteht und anerkennt. ADHS muss als eine genetische Veranlagung akzeptiert werden, die viele positive Seiten hat, aber unter ungünstigen Bedingungen auch zur Krankheit werden kann. **ADHS „verwächst" sich nicht, wohl aber ändert es seine Symptomatik.**

9.7 AD(H)S-Symptome bei Erwachsenen

Die Wender-Utah-Kriterien für ADS/ADHS im Erwachsenenalter:

1. Aufmerksamkeitsstörung:
   erhöhte Ablenkbarkeit und Reizoffenheit, fluktuierende Aufmerksamkeitsleistung

2. Motorische Hyperaktivität:
   Gefühl der inneren Unruhe, unfähig zu entspannen, stark schwankender Antrieb bzw. Energie, dysphorische Stimmung bei Inaktivität

3. Affektlabilität:
   rasch wechselnde Stimmungslage, häufig als Unzufriedenheit und Langeweile empfunden

4. Desorganisiertes Verhalten:
   defizitäre Alltagsorganisation, Wechsel zu verschiedenen Aufgaben, unsystematische Problemlösestrategien

5. Affektkontrolle:
   andauernde Reizbarkeit bei geringem Anlass, Intoleranz von Frustration, mangelhafte Wutkontrolle

6. Impulsivität:
   Störungen der Impulskontrolle mit wechselnder Intensität

7. Emotionale Übererregbarkeit:
   unfähig, mit alltäglichen Stressoren umzugehen, überschießende Reaktionen, rasche Erschöpfung

Ich habe deshalb die ADS-typische Symptomatik für das Erwachsenenalter ohne Anspruch auf Vollständigkeit aufgelistet, weil ADS sich vererbt und somit für die Diagnostik und Behandlung von Kindern, Jugendlichen und Erwachsenen mit Aggressionen, Ängsten, Verhaltensauffälligkeiten und einer als traumatisch erlebten Kindheit immer mitberücksichtigt werden sollte. Eine familiäre AD(H)S-Disposition kann die Diagnose stützen, sie kann aber auch Schwierigkeiten bei der Erziehung vorprogrammieren.

Übrigens wird das ADS in der Schweiz und in Österreich als ein Psychoorganisches Syndrom bezeichnet, was wesentlich eher seiner Entstehung entspricht.

Weitere hirnorganische Ursachen für aggressives Verhalten, veränderte Wahrnehmung, Selbstwertproblematik und Ängste sind affektive Störungen.

9.8 Affektive Störungen

Affektive Störungen sind mit ihren manischen, depressiven und dazwischen angepassten Phasen häufige psychische Störungen. Auf Grund einer angeborenen Veranlagung kommt es hier infolge anhaltender starker psychischer Belastungen zur Dekompensation. Hinweise auf einen schleichenden Beginn der Erkrankung gehen oft bis weit in die Kindheit zurück. Ebenso lässt sich eine familiäre Häufung von psychischen Erkrankungen nachweisen. Auch bei den affektiven Störungen wird zunehmend vermutet, dass sie Folge einer genetischen und hirnorganisch bedingten Störung sind. Manchmal können in der Kindheit und in der Jugend AD(H)S-Symptome nachgewiesen werden, vielleicht als eine Disposition (Veranlagung) für eine spätere affektive Störung.

9.9 Vorwiegend soziale Ursachen für aggressives Verhalten

a) Verwöhnende oder Pendelerziehung
b) Überforderung im schulischen oder sozialen Bereich
c) Abwertende und ungerechte Behandlung, Mangel an Liebe und Zuwendung
   • Bevorzugung von Geschwistern,
   • ungerechtfertigte harte Strafen,
   • wenig geäußerte Freude am Kind,
   • viel Kritik und Abwertung des Kindes,

- die Mutter empfindet das Kind als untragbare Belastung, das viele Opfer von ihr fordert, und
- genießt es, wenn es nicht zu Hause ist, überlässt es gern anderen ohne wichtigen Grund.

d) Aggressives Verhalten der Eltern und der Geschwister

Aggressive Kinder geraten sehr oft in Konflikte mit ihren Eltern und Geschwistern, da sie Defizite in der Kontaktfähigkeit und in der Konfliktbewältigung haben. Diese Kinder lernen zeitig aus Selbstschutz, bei anderen die Schuld für ihr Verhalten zu suchen. Nicht ihre Eltern sind das Problem, sondern sie selbst mit ihrem Verhalten.

e) Psychische Instabilität der Mutter

Die psychisch instabile Mutter beeinträchtigt ungewollt die Entwicklung ihres Kindes; sie meint es gut, erreicht aber das Gegenteil von dem, was sie eigentlich für das Kind tun wollte,

- weil sie überbesorgt ist, das Kind überbehütet und keine Selbständigkeit zulässt.
- weil sie glaubt, dem Kind alle Probleme abnehmen zu müssen.
- weil sie in ihrer Kindheit selbst viel Leid und Ungerechtigkeit erfahren hat und das ihrem Kind ersparen möchte.
- ihr schlechtes Selbstwertgefühl verbietet ihr, konsequent zu sein.
- sie gibt dem Kind keine Sicherheit und keinen Freiraum, in dem es sich selbständig entwickeln kann.
- sie vergisst, was sie angedroht hat und hält sich nicht an Absprachen.
- sie regt sich schnell auf, reagiert und straft spontan, für das Kind nicht vorausschaubar.
- sie redet und erklärt zu viel, ohne klare Anweisungen zu geben und ohne die Einhaltung von Regeln zu kontrollieren.
- da sie selbst sehr ängstlich ist, befürchtet sie immer gleich das Schlimmste.
- sie fordert vom Kind etwas in guter Absicht, was sie selbst nicht einhält (Ordnung, Pünktlichkeit, Zuhören, Aufträge gleich erfüllen).
- da sie glaubt, perfekt sein zu müssen, gerät sie schnell in Hektik.

Eine psychisch kranke Mutter bzw. ein psychisch kranker Vater kann die kindliche Entwicklung erheblich beeinträchtigen und beim Kind Verhaltensstörungen auslösen. Besonders groß ist die Dunkelziffer bei Erkrankungen mit Zwängen und Ängsten, Alkoholproblemen oder Haschischkonsum, was von den Familien sehr häufig bewusst verschwiegen wird.

Weitere psychosoziale Risikofaktoren für die Entwicklung einer aggressiven Verhaltensstörung in der frühen Kindheit sind:

- Eine belastende Familienatmosphäre,
- anhaltende und belastende Konflikte zwischen den Eltern,
- psychosoziale Störungen bei Eltern oder Geschwistern,
- eine Außenseiterposition mit fehlendem Kontakt zur Peergruppe,
- schwere psychische Strafen mit Abwertung und Demütigung,

- chronische schulische Überforderung mit anhaltendem Leistungsdruck sowie
- Teilleistungsstörungen.

Alle diese Faktoren erzeugen letztendlich im Körper des Kindes einen Dauerstress mit all seinen psychischen und körperlichen Folgen.

9.10 Der Einfluss der Medien auf die Verhaltensbildung

Durch sich ständig wiederholenden, stundenlangen und unkontrollierten Medienkonsum wachsen viele Kinder sozial vereinsamt auf. Sie befriedigen ihre Spiel- und Kommunikationsbedürfnisse mit dem Bildschirm und nicht mit Bezugspersonen. Dadurch erwerben sie keine ausreichenden sozialen Erfahrungen und machen keine Grenzerfahrungen beim Einhalten sozialer Normen. Ein Kind vor dem Fernseher ist ein sich selbst überlassenes und einsames Kind und wächst mit einem Mangel an verbindlichen Werten auf. Fernsehfilme und Computerspiele vermitteln ein unrealistisches Weltbild. In dieser Scheinwelt werden ihnen zumeist Helden suggeriert, deren Erfolge nicht das Ergebnis von Anstrengung, Fleiß und Entbehrungen sind, sondern durch einen glücklichen Zufall oder eine gewaltsame Auseinandersetzung erreicht wurden.
Verhaltensauffällige Kinder und Jugendliche verbringen nach einer Befragung viel Zeit mit Computerspielen und im Internet, manchmal acht Stunden pro Tag und länger. Sie tauschen die Lösungen der Hausaufgaben per Internet aus oder übernehmen sie einfach. PC-Lernprogramme, die besonders den Fremdsprachenerwerb erleichtern und auf die Klassenstufe oder Lehrbücher abgestimmt vorhanden sind, dienen meist nur als Alibi.

> Gewaltreiche Filme, die Kinder und Jugendliche ohne kritische Distanz und ohne Gesprächsbegleitung „in sich hineinziehen", verursachen ein unstimmiges Weltbild. Die Schwelle für Gewalt sinkt, sie wird zur Routine, die Kinder und Jugendlichen werden sinnesgeschwächt und gefühllos. Fehlendes Unrechtsbewusstsein und die Unfähigkeit, Schuldgefühle zu entwickeln sind die Folge. Die Eltern sollten unbedingt kontrollieren, was ihre Kinder für Filme auf dem PC haben und was sie hier konsumieren.

Unterstützt wird der negative Einfluss der Medien durch erlebte Realität, wo Gewalt und Ungerechtigkeit als gesellschaftlich notwendig propagiert wird.

Das grenzenlose Macht- und Besitzstreben einiger auf der einen und die zunehmende Verarmung infolge ungewollter Arbeitslosigkeit auf der anderen Seite, erwecken ein Gefühl der Hilf- und Hoffnungslosigkeit nicht nur bei den Eltern, sondern auch bei deren Kindern.

9.11 Computerspiele können Lernen blockieren

Eine weitere Gefahr der Medien, besonders der Computerspiele, besteht darin, dass sie süchtig machen und dass sie gerade eben Gelerntes aus dem Arbeitsgedächtnis verdrängen.

Nach der Schule und nach den Hausaufgaben ist eine Latenzzeit von ca. 30 Minuten erforderlich, damit das Gelernte ohne Verluste aus dem Arbeitsgedächtnis zum Langzeitgedächtnis gelangen kann. Die massiven akustischen, optischen und auch emotionalen Reize der Computerspiele überlasten sonst das vom Lernstoff noch gefüllte Arbeitsgedächtnis. Dort wird das bevorzugt weitergeleitet, was optisch, akustisch und vor allem emotional im Moment interessant und neu ist. So hat mühsam Erlerntes meist eine geringere Chance, abgespeichert zu werden.

Die Reizüberflutung durch die hohe Bildfrequenz bei den Computerspielen bewirkt aber auch, dass vermehrt Dopamin gebildet wird, ein Botenstoff, der das Belohnungssystem aktiviert. Das klingt positiv, aber diese Belohnung ist passiv erworben und hat selten einen Bildungsinhalt für die Schule. Leider wird das angebliche Argument, Fernsehen, Internet und Computerspiele seien wichtig, damit man mitreden kann, wenn es um deren Inhalte geht, immer mehr auch von den Eltern übernommen.

Medienkonsum kann süchtig machen und das nicht nur bei Kindern und Jugendlichen, die von Natur aus einen Dopaminmangel haben, wie das beim AD(H)S der Fall ist. Die Menge des gebildeten Dopamins korreliert mit der Stärke der emotionalen Erregung, der Programmdauer von aggressiven Filmen und Schnelligkeit in der Bildfolge. Deshalb werden aufregende Filme auch von ängstlichen Kindern und Jugendlichen mit gehemmter Aggressivität, geringem Selbstwertgefühl und fehlender sozialer Kompetenz bevorzugt, obwohl diese Programme für sie eine zusätzliche psychische Belastung bedeuten.

Auch Filme, die nur ab einer gewissen Altersgrenze zugelassen sind, werden nicht nur aus Neugier, sondern auch wegen des besonderen „Kicks" von Kindern und Jugendlichen bevorzugt gesehen, obwohl sie bei Vielen Ängste und Alpträume auslösen. Sie gesehen zu haben, gleicht einer Mutprobe.

9.12 Computer- oder fernsehsüchtig?

Außerschulischer Wochenablauf eines Schülers der 9. Klasse des Gymnasiums mit sehr hoher Intelligenz:

Dienstag, 1.3.

14:15–15:00 Uhr	**Computer**
15:00–15:45 Uhr	Nachhilfe
15:45–18:00 Uhr	**Computer**

18:00–18:45 Uhr	Physik
19:00–19:30 Uhr	Essen
19:45–22:30 Uhr	**Computer**
22:30–23:00 Uhr	Lesen

Mittwoch, 2.3.

14:15–16:00 Uhr	**Computer**
16:00 Uhr	Aufforderung, Französisch zu lernen – „Ja, gleich"
16:20 Uhr	Aufforderung, Computer auszuschalten
16:25–16:45 Uhr	Französisch Hausaufgaben
15:45–17:00 Uhr	**Computer**
17:00 Uhr	Ausschalten! Französisch lernen!!
17:20–18:00 Uhr	Hausaufgaben
18:00–19:00 Uhr	**Computer**
19:00 Uhr	Essen
19:30–22:30 Uhr	**Computer**
22:30 Uhr	Lesen/schlafen

Donnerstag, 3.3.

16:00–18:30 Uhr	**Computer**
18:30–19:00 Uhr	Ruhe (Unwohlsein)
19:00–20:00 Uhr	Fernsehen
20:00–22:00 Uhr	**Computer**
22:00 Uhr	Schlafen

Freitag, 4.3. — Keine Schule

10:30–14:00 Uhr	**Computer**
14:00 Uhr	Essen
14:30–15:00 Uhr	Fernsehen
15:00–16:30 Uhr	Französisch Nachhilfe
16:30–19:00 Uhr	**Computer**
19:00–20:00 Uhr	Fernsehen
20:00–22:30 Uhr	**Computer**
22:30 Uhr	Lesen/Schlafen

Samstag, 5.3.

11:00–16:00 Uhr	**Computer**
16:00 Uhr	Essen
17:00–19:00 Uhr	**Computer**
19:00–20:00 Uhr	Fernsehen
20:00–23:00 Uhr	**Computer**
23:30 Uhr	Schlafen

Sonntag, 6.3.

11:00–14:00 Uhr	**Computer**
14:00 Uhr	Essen

15:00–17:00 Uhr	**Computer**
17:00–18:30 Uhr	Schulsachen sortieren, Zimmer aufräumen, putzen
18:30–19:00 Uhr	Französisch lernen
19:00 Uhr	Essen
20:00–22:15 Uhr	**Computer**
22:15 Uhr	Lesen/Schlafen

Montag, 7.3.

13:30–16:30 Uhr	**Computer**
16:30 Uhr	Essen
17:00–18:30 Uhr	**Computer**
18:30 Uhr	Französisch

usw.

Wie viel Fernsehen für Kinder und Jugendliche man erlauben darf, ist eine Frage, die immer wieder gestellt wird. Die Antwort ist abhängig vom Alter des Kindes, von der Bedeutung, die das Fernsehen in der Familie hat und wie die einzelnen Familienmitglieder damit umgehen. Wenn schon frühmorgens vor der Schule, dann weiter über den ganzen Tag der Fernseher läuft, der Vater von der Arbeit kommt und sich sofort zum Entspannen vor den Fernseher setzt und nicht gestört werden will, dominiert das Fernsehgerät das Familienleben. Jede Diskussion über eine Begrenzung von Medienzeiten für das Kind oder den Jugendlichen erübrigt sich damit.

Wenn man dann noch dem eben Achtjährigen einen „eigenen" Fernseher in sein Kinderzimmer stellt, werden anfangs limitierte Zeiten mit Sicherheit nicht lange eingehalten.

10   Kriminelle Laufbahnen verhindern

10.1   Kriminelle Handlungen

Etwa 5 % aller Kinder und Jugendlichen mit Verhaltensauffälligkeiten entwickeln kriminelle Verhaltensweisen, aber von diesen 5 % werden 80 % später straffällig. Untersuchungen an Insassen von Jugendstrafanstalten ergaben, dass 85 % von ihnen in der Kindheit bereits verhaltensauffällig waren, wobei 32 % ein permanent störendes Verhalten zeigten. Die retrospektive Analyse des Verhaltens dieser Gruppe von 5 % zeigt, wie ernst die Symptome in der Kindheit zu bewerten sind. Diese 5 %, die straffällig wurden, erhielten als Kind keine ausreichende professionelle Hilfe.

Deshalb sollte jede Verhaltensstörung in der Kindheit, die längere Zeit besteht, diagnostiziert und behandelt werden, noch bevor sich diese Kinder und Jugendlichen bewusst jeder Therapie entziehen.

Ein Potential für die Entwicklung von Kriminalität stellt die Häufung folgender Verhaltensweisen in der Kindheit dar:

- Aggressiv agierendes Verhalten, umtriebig, unruhig, aufsässig, widersprechend, oppositionell, sich nicht an Regeln und Anweisungen haltend, dominant, uneinsichtig, wenig selbstkritisch und kritikfähig,
- sehr hohe Intelligenz bei wenig Anerkennung im Leistungs- und Verhaltensbereich, sozial unreif, verzögerte Persönlichkeitsentwicklung mit schlechtem Selbstwertgefühl; die Betroffenen sind verunsichert, ängstlich, fühlen sich immer benachteiligt und unverstanden, entwickeln regressive Verhaltensweisen mit Rückzug und teilweise kleinkindhaftem Verhalten,
- wenig soziale Anerkennung, ordnen sich anderen unter, sind von ihnen abhängig und unfähig, sich abzugrenzen, eher ängstlich, ohne eigene Meinung, „weiß ich nicht" oder „kann ich nicht" sind ihre häufigsten Aussagen, Angst vor Kritik, schnell frustriert, Selbstwertproblematik durch Defizite in der sozialen Integration,
- frühzeitig aggressives Verhalten mit Rücksichtslosigkeit, ohne ausreichende Grenzerfahrungen, risikobereit mit niedriger Hemmschwelle für Gewalt,
- aggressiv agierendes Verhalten als ein Teil der Identität, häufig kombiniert mit zeitigem Drogenkonsum, mangelhaften Leistungen und Verhalten verhindern einen Schulabschluss,

- keine familiäre Einbindung mit Grenzsetzung und Struktur in der Erziehung, fehlende Vorbildwirkung der Eltern, häufiger Partner- und Wohnortwechsel.

Jugendliche mit diesen Auffälligkeiten in der Kindheit sind gefährdet, später zu kriminellen Handlungen zu tendieren. Deshalb besteht bei Kindern mit mehreren der oben aufgelisteten Merkmale folgender Handlungsbedarf:

- Ihre Entwicklung beobachten,
- nach Ursachen für die Auffälligkeiten suchen,
- diese erfolgreich behandeln, nicht nur wegen der möglichen kriminellen Entwicklung, sondern auch zur Vermeidung von Drogenmissbrauch und psychischen Krankheiten.

Die Struktur und Dynamik von Gruppen (auch von kriminellen) beinhaltet das Angebot von Anerkennung und Akzeptanz an Kinder und Jugendliche, die sich von der Gesellschaft, von der Schule oder von ihren Eltern ständig ungerecht behandelt oder ausgegrenzt fühlen. Um ihre innere Unzufriedenheit nach außen hin aggressiv abreagieren und sich für empfundene Ungerechtigkeit rächen zu können, verbünden sie sich mit Gleichgesinnten. Die Gruppe gibt dem Einzelnen Schutz und entwickelt ihre eigenen Normen und Regeln. Sie vermittelt Verantwortung und die Möglichkeit, sich einmal stark und überlegen zu fühlen und das anderen auch zu zeigen. Hierbei verstärken Alko-

Entpersönlichung und Dehumanisierung der Gesellschaft
↓
fehlende Akzeptanz gesellschaftlicher Normen und ethischer Werte
+
fehlende Vorbilder, keine Grenzerfahrung
↓
fehlende Anerkennung, Gefühl der Ausgrenzung und des
Nichtverstandenwerdens
+
Vermittlung von Gewalt zur Problemlösung durch Massenmedien
+
Einbindung in strukturierte Gruppen Gleichgesinnter mit
fester Hierarchie
+
Alkohol und Drogen

destruktive Gewalt zur
Selbstbestätigung und Anerkennung
durch die Gruppe

Gruppe mit provozierender
Außenseiterideologie als Protest
und Selbstbestätigung

hol und Drogen das Machtgefühl und blenden Ängste und Gewissenskonflikte aus.

Das Wie und Wo wird von Massenmedien und Videospielen durch Lernen am Modell entnommen.

Die Gruppendynamik zur Bildung von dissozialen Gruppen läuft wie auf Seite 136 dargestellt ab (nach Remschmidt 1993).

10.2 Gesellschaftliche Ursachen

Zu den gesellschaftlichen Ursachen für die Entwicklung krimineller Verhaltensweisen entwickelte H. Remschmidt folgende Thesen:

These 1: Unsere Gesellschaft hat fortlaufend Freiheiten propagiert, ohne zu berücksichtigen, dass diese nur durch Grenzen möglich sind und Pflichten zur Voraussetzung haben.

These 2: Über die egozentrische Verwirklichung des Einzelnen ist die Orientierung am Gemeinwohl ein Stück verloren gegangen.

These 3: Zunehmende Auflösung der Familie und Entwertung von Vorbildern haben zur Orientierungslosigkeit der Jugend beigetragen.

These 4: Der Verlust an ethischer und metaphysischer Orientierung hat bei vielen jungen Menschen zu einem geistigen Vakuum geführt.

These 5: Materielle Not, Armut und Beschäftigungslosigkeit können ebenso zu den Gewalt fördernden Bedingungen gerechnet werden wie materieller Überfluss und Wohlstand.

Daraus schlussfolgernd ergeben sich Möglichkeiten, das Entstehen krimineller Verhaltensweisen bei Kindern und Jugendlichen durchaus zu verhindern, wenn sie berücksichtigt würden. Was kann in der Familie dazu getan werden?

10.3 Maßnahmen zur Verhinderung einer kriminellen Entwicklung

Um gezielt das aggressive Potential in der Familie und ihrem Umfeld zu verringern, können folgende „Maßnahmen" als Leitfaden dienen:

• Aufbau einer emotional warmen und tragfähigen Beziehung zwischen den Eltern und ihren Kindern. Feste Einbindung in die Familie mit Vorbildwirkung der Eltern und frühzeitige Orientierung an Leitfiguren. Von Anfang an sollte den Kindern und Jugendlichen das Gefühl vermittelt werden, dass sie sich auf ihre Eltern immer verlassen können. Sie sollten aber auch deutlich gesagt bekommen, was die Eltern von ihnen erwarten.

- Eltern sollten den Freundeskreis ihrer Kinder kennen und immer wissen, wo sie sich aufhalten.
- Frühzeitiges Setzen von Grenzen, die dann auch von allen Mitgliedern der Familie eingehalten werden. Übernahme von sozialen Normen und Wertvorstellungen der Gemeinschaft. Kinder müssen mit Grenzerfahrungen aufwachsen und soziale Normen akzeptieren lernen.
- Altersgerechte Förderung und Forderung des Kindes, damit es über Erfolge und Anerkennung ein gutes Selbstwertgefühl und eine altersentsprechende soziale Kompetenz entwickeln kann.
- Förderung sozialer Kontakte, feste Einbindung in eine Gruppe, um Anerkennung und Freude im Freizeitbereich zu haben, verbunden mit sozialer Verantwortung und Pflichten der Gruppe gegenüber. Viel Bewegung und Sport, musisches oder kreatives Gestalten.
- Einbeziehung der Schule und der Gesellschaft zur Vermittlung altersentsprechender sozialer Normen mit Ablehnung und Verzicht auf Gewalt.
- Vorbildwirkung der Eltern mit mehr Verantwortung für die Erziehung ihrer Kinder und gemeinsame Freizeitgestaltung.
- Weniger Gewalt in den Medien, da der Schwellenwert heruntergesetzt wird, kriminelle Handlungen können verinnerlicht und ihre Anwendung gefördert werden.
- Regelmäßige und ausreichende Gespräche über Alltagsprobleme zwischen Eltern und ihren Kindern und darüber, was sie beschäftigt.

10.4 Sozial angepasste Aggressivität

Aggressivität kann – sozial angepasst praktiziert – durchaus nützlich und notwendig sein, nicht nur für den Einzelnen, auch für die Gesellschaft. Sich nicht unterkriegen zu lassen, trotz Widerstand, seine Meinung zu vertreten oder etwas durchzusetzen, von dessen Nutzen man überzeugt ist – dieses Verhalten setzt eine angemessene aggressive Tendenz verbunden mit sozialer Kompetenz voraus. Dies bedeutet, dass die eigenen Interessen mit denen der Gemeinschaft konform gehen. Viele sportliche Höchstleistungen bedürfen einer aggressiven Veranlagung zur Verstärkung der Motivation und des Willens, unbedingt zu siegen.

Aggressivität, die sich am Gemeinwohl orientiert, ist unter gewissen Bedingungen eine wichtige Voraussetzung für Erfolg, nicht nur im Sport, sondern auch in der Wissenschaft. **Denn nichts ist in der Wissenschaft schwerer, als sich mit neuen Ansichten durchzusetzen, selbst wenn die Beweise dafür bereits vorhanden sind.** Diese sozial angepasste Aggressivität unterscheidet sich von ihrer destruktiven Form in Art und Absicht.

Die sozial angepasste Aggressivität als positiver Aspekt zur angemessenen Selbstbehauptung dient der Durchsetzung sozial verträglicher eigener Interessen.

Das könnte z. B. auch im häuslichen Bereich erforderlich sein:

- Beim Wunsch nach einem eigenen Lebensbereich,
- zur Durchsetzung der für die Altersgruppe angemessenen Bedürfnisse,
- zum Verteidigen eines eigenen Standpunktes,
- zum Äußern angemessener Kritik,
- um Ärger und Wut bei Konflikten angemessen zu äußern,
- um Ungerechtigkeiten ansprechen und für Gerechtigkeit eintreten zu können,
- um Konkurrenzverhalten nach fairen Regeln zu praktizieren,
- um Geschwistern den Zutritt zum eigenen Zimmer zu verwehren,
- sich bei den Hausaufgaben nicht stören zu lassen, auch nicht von Freunden, die z. B. auch später anrufen können.

Die sozial angepasste Aggressivität ist auch ein Bestandteil der sozialen Kompetenz sowie der emotionalen Intelligenz. Sie setzt ein gutes Selbstwertgefühl voraus und ist ein wichtiger Bestandteil für erfolgreiches Handeln. Sie beschreibt, wie man sich verhalten soll, damit man sich im Leben behaupten und durchsetzen kann. In der jetzigen Leistungsgesellschaft ist es eine unabdingbare Notwendigkeit, über eine sozial angemessene Aggressivität zu verfügen, um erfolgreich zu sein. Von jeder Führungspersönlichkeit erwartet man heutzutage ein gewisses Quantum an sozial angepasster „positiver" Aggressivität, wobei die eigenen Interessen immer mit denen der Gesellschaft übereinstimmen sollten.

Bei der Vermittlung einer sozial angemessenen Aggressivität sind Schule und Medien mit positivem Einfluss erforderlich. Literatur, gute Filme, interessante Sendungen und Lehrer als Vorbilder, die ihre Denk- und Handlungsweisen den Kindern und Jugendlichen verständlich übermitteln, sollten mehr Beachtung und Wertschätzung erfahren. Ebenso sollte es mehr öffentliche Anerkennung finden, Schwächere zu unterstützen und sich für andere einzusetzen. Elternhaus, Kindergarten und Schule stehen in der Verantwortung, dass sozial angepasstes Verhalten von klein auf erlernt wird. Das Hervorheben von menschlichen Werten, Anerkennung von Leistungen und Gerechtigkeit, ethische und soziale Normen sollten zur Pflicht zu Hause und in der Schule werden – Lernen muss sich „lohnen".

Sozial angepasstes Verhalten ist ein Bestandteil der emotionalen Intelligenz, die für die Persönlichkeitsentwicklung viel wichtiger ist als die Höhe des Intelligenzquotienten. Dieser ist eine abstrakte Größe, seine Umsetzung in Leistung und Anerkennung erfordert weit mehr Fähigkeiten. Hierbei können vorhandene Defizite in der Wahrnehmungsverarbeitung bei hoch und sehr Begabten schwere psychische Folgen haben, da sie durch ihre gute Reflexionsfähigkeit diese Defizite intensiver spüren. Sind sie ihnen hilflos ausgesetzt, beginnen sie zu leiden. Leiden heißt für sie: Dauerstress, Enttäuschungen, Selbstzweifel, Versagensängste, Panik und Rückzug mit Autoaggressionen, was zu den oben beschriebenen psychischen Erkrankungen führen kann.

10.5 Intelligenz und Verhalten

Was ist unter dem Begriff Intelligenz zu verstehen? Intelligenz ist

- eine angeborene Veranlagung zu kreativen Leistungen durch besondere Denkstrategien,
- eine Fähigkeit, sich in neuen Situationen auf Grund von Einsichten zurechtzufinden, und
- eine Fähigkeit, Aufgaben mit Hilfe des Denkens zu lösen, ohne dass dafür eine Erfahrung vorliegt.

Auch Menschen mit einer schlechten Steuerungsfähigkeit ihrer Gefühle (was einer schlechten emotionalen Intelligenz entspricht), können oft ihre noch so hohe Intelligenz nicht in Erfolg, Anerkennung und Zufriedenheit mit sich und dem Umfeld umsetzen. Ein AD(H)S kommt hierfür ebenfalls als Ursache infrage, denn die emotionale Steuerungsschwäche ist eines seiner Hauptsymptome.

Daniel Goleman bringt in seinem Buch über „Die Emotionale Intelligenz" deren Bedeutung sehr plastisch auf den Punkt: „Was nützt mir die beste Intelligenz, wenn ich ein emotionaler Trottel bin?"

a) Was beinhaltet der Begriff emotionale Intelligenz?

Die emotionale Intelligenz

- ist eine übergeordnete Fähigkeit, die die Intelligenz hemmt oder fördert.
- entscheidet, wie man sich motivieren und mit Niederlagen umgehen kann, denn Motivation korreliert mit der Größe des Erfolges.

Für die heutige Leistungsgesellschaft wurde der Begriff der Multiplen Intelligenz formuliert. Sie muss nicht unbedingt mit einem hohen IQ-Wert einhergehen. Die heutigen Leistungsträger in der Wirtschaft und in der Wissenschaft benötigen Führungsqualitäten, Durchsetzungsvermögen, ein gutes Selbstbewusstsein, soziale Fähigkeiten und viel Flexibilität.

b) Was bedeutet es, über eine hohe multiple Intelligenz zu verfügen?

Der Begriff der multiplen Intelligenz benennt Fähigkeiten, die wichtig sind, um sich erfolgreich verwirklichen zu können. Dazu gehören:

- Eine überdurchschnittliche Intelligenz,
- gute soziale Kompetenz,
- ein gutes Selbstwertgefühl,
- eine gute Arbeitsorganisation,
- eine sichere emotionale Steuerung,
- fließende Kommunikation mit rhetorischen Fähigkeiten,
- Führungskompetenz und Durchsetzungsvermögen (sozial angepasste Aggressivität) sowie
- Flexibilität und Kreativität.

10.6 Widersprüche lösen und Extremverhalten unterbinden

Es ist die Aufgabe der Gesellschaft, für Kinder und Jugendliche Bedingungen zu schaffen, in denen sie sich mit gegenseitiger Rücksichtnahme gut entwickeln und ihre Fähigkeiten optimal entfalten können, um diese zum Wohl aller einzusetzen.

Aber gerade das solidarische Denken und Handeln sowie Einfühlungsvermögen und das Respektieren anderer bleiben immer mehr auf der Strecke. Die Tugenden der Großeltern, die früher prägend für den Familienverband waren, wurden von dem Streben nach absoluter Freiheit der „68er-Bewegung" abgelöst. Es wurde die antiautoritäre Erziehung postuliert und praktiziert, verbunden mit Struktur- und Ziellosigkeit. Es entwickelten sich viele Individualisten, die mit Beziehungen, Egoismus und Durchsetzungsvermögen zur Macht strebten. Auch jetzt wird die Macht immer häufiger von Menschen verkörpert, die unter dem Deckmantel des Gemeinwohls rein egoistische Interessen vertreten.

Außerdem wird die Kluft zwischen arm und reich immer größer. So belastet die hohe Arbeitslosigkeit viele Familien finanziell und psychisch, so dass Sicherheit und Zufriedenheit verloren zu gehen drohen. Hier ist notwendig, den Kindern und Jugendlichen in unserer Gesellschaft eine Perspektive zu geben, damit sie nicht nach Abschluss ihrer Ausbildung und ihres Studiums auswandern oder „innerlich emigrieren". Der Mangel an Ausbildungs- und Arbeitsplätzen nimmt vielen Kindern und Jugendlichen die Motivation zum Lernen.

Sie resignieren frühzeitig oder sie schließen sich in Gruppen zusammen, um ihren Unmut mehr oder weniger lautstark zum Ausdruck zu bringen.

Viele Kinder und Jugendliche flüchten sich in die Scheinwelt der Stars und Sternchen, die sie zu ihren Idolen machen, egal ob diese drogenabhängig sind, kriminelle Handlungen begehen oder sich im privaten Bereich rücksichtslos verhalten. Nur der Auftritt im Rampenlicht zählt, die inneren Werte interessieren niemanden. Auch Kontakte werden zunehmend virtuell geschlossen und sind so weniger anspruchsvoll, weniger anstrengend und viel schneller abzubrechen als reale Beziehungen.

In Computerspielen, deren Inhalte häufig an Brutalität und Grausamkeit kaum zu überbieten sind, kann jeder der Held sein und über das Schicksal anderer Menschen bestimmen, was im wahren Leben nicht so leicht möglich ist.

„Unsere Zeit ist von belastenden Widersprüchen geprägt: Obwohl das technische Niveau der Kommunikation so hoch ist wie noch nie, herrschen soziale Vereinzelung, Vereinsamung, Rückzug und Isolation vor. Der zwischenmenschliche Austausch ist elektronisch perfektioniert, aber menschlich am Ende" (Prof. Volker Faust).

> Verhaltensstörungen können der Beginn einer psychischen Erkrankung sein, schon deshalb besteht Handlungsbedarf.
>
> Aggressivität ist immer ein Hilfeschrei mit verschiedenen Ursachen, die eine ganzheitliche Diagnostik erfordern.

10.7 Verhalten und familiäres Umfeld

Familiäre Bindungen geben Kindern von Anfang an Geborgenheit und Halt. Um von ihren Eltern Anerkennung zu bekommen, erfüllen Kinder deren Wünsche. Die Eltern sind ihnen ein Vorbild und deren Verhalten wird übernommen. In der Familie lernen die Kinder und Jugendlichen, Grenzen zu akzeptieren und Pflichten zu erfüllen. Sie lernen Verlässlichkeit und gegenseitiges Vertrauen schätzen. Erst viel später wird dieser Lernprozess in der Schule fortgesetzt. Die Einstellung zur Arbeit, das Verhalten anderen Menschen gegenüber wird vor allem in der Herkunftsfamilie erlernt. Ein Gewissen entwickeln zu können, heißt zu wissen, was und warum etwas richtig oder falsch ist. Kinder und Jugendliche, die in Heimen aufwachsen, haben es in ihrer sozialen Entwicklung schwerer, da sie meist keine tragfähige emotionale (warme) Bindung zu einer Person über mehrere Jahre aufbauen können. Deshalb ist eine Familie für die kindliche Entwicklung unersetzbar!

Leider herrscht in manchen Familien zunehmend ein aggressives Klima mit Inkonsequenz und wenig Struktur, was sich auf die Erziehung und das Verhalten der Kinder stark auswirkt.

Auffälliges Verhalten sollte zeitig korrigiert werden, damit das Kind nicht zum Symptomträger wird, wenn es keine ausreichenden Strategien entwickeln konnte, Frust abzubauen und seinen Ärger abzufangen, um im psychischen Gleichgewicht zu bleiben. Als schwächstes Glied in der Familie wird das Kind häufig zuerst zum Therapeuten gebracht, wobei die Behandlung seiner Eltern manchmal viel wichtiger und für die Entwicklung des Kindes besser wäre.

10.8 Beispiele aus der Praxis

Der Geschwisterkonflikt

Ein Geschwisterkonflikt kann aggressives Verhalten verursachen, den familiären Frieden zerstören und die Eltern erheblich belasten. Das schwächere Kind wird zum Therapeuten gebracht, da es auch bereit ist. Der größere Bruder verweigert sich strikt, obwohl er durch seine ständigen Provokationen der eigentliche Verursacher des Geschwisterkonfliktes ist. Selbst wenn das jüngere Kind sein Verhalten gern ändern möchte, gelingt ihm das nicht, weil der ältere Bruder das nicht zulässt. Erkennt sich gar der Vater im Verhalten seines älteren Sohnes wieder, wird er dessen Verhalten verteidigen und ihn in Schutz nehmen. Denn der Vater befürchtet, dass über sein Verhalten, das dem des älteren Sohnes ähnelt, gesprochen wird. Dass er selbst sich noch ändern sollte, das wäre „die Höhe" und käme überhaupt nicht infrage.

Aber zum Glück reagieren nicht alle Väter so.

Die „zu liebe" Oma

Dass die Oma „verwöhnen darf" stimmt so nur, wenn sie die erzieherischen Maßnahmen der Eltern akzeptiert und nicht auf Drängen der Kinder außer Kraft setzt. Damit wertet sie die Autorität der Eltern ab. Geschieht das häufiger, werden die Kinder verunsichert; sie richten sich im Verhalten nach der Oma, denn die fordert weniger, die Anweisungen der Eltern dagegen werden ignoriert. Die Oma entmündigt unbewusst die Eltern in ihrem Erziehungsauftrag.

Eine Oma, die das Kind über Jahre verwöhnt, wird irgendwann seine wachsenden Ansprüche nicht mehr erfüllen können. Das Kind wendet sich enttäuscht ab und glaubt, nicht mehr von ihr geliebt zu werden. Dieser „Liebesentzug" wird mit Abwertung, Frust und Ablehnung quittiert und nicht selten durch Selbstbedienung ausgeglichen. Darüber ist die Oma entsetzt und ihr einstmals so geliebter Enkel bekommt nun Hausverbot, seiner Mutter wird dann noch Erziehungsunfähigkeit vorgeworfen.

11 Aggressives Verhalten verhindern

11.1 Die Schule als konfliktbelasteter Bereich

Aggressionen in der Schule sind nicht primär das Produkt der Schule, sondern manifestieren sich dort genauso, wie auch woanders. Die Ursachen dafür liegen in der Erziehung, im Elternhaus, in der mangelnden vorschulischen Bildung und der fehlenden Gruppenreife einiger Kinder. Die Schule ist für viele Kinder die erste und auch wichtige Institution, die Anforderungen stellt, denen die Kinder in unterschiedlicher Weise gewachsen sind. Fehlen die Voraussetzungen für eine erfolgreiche Schullaufbahn und bestehen große Mängel in der Schulreife, wird für diese Kinder die Schule zum Problem.

In der Schule fühlt sich ein aggressiv reagierendes Kind meist ungerecht behandelt und ausgegrenzt, weil ihm sein Bemühen, sich anders zu verhalten, nicht gelingt. Sein Bemühen wird nicht bemerkt, nur seine Schwächen, die die Mitschüler schnell erkennen, es ärgern und provozieren. Ihrem Handeln kann es sich aus eigener Kraft nicht erfolgreich widersetzen, weil es das nicht gelernt hat. So reagiert es überschießend oder mit Rückzug. Für diese Kinder wird die Schule zur psychischen Belastung, die sich hinter Ängsten oder aggressivem Verhalten verbergen kann und sie in die Außenseiterrolle drängt.

Kommt eine angeborene Impulssteuerungsschwäche hinzu, wie beim AD(H)S, so ist es dem Betroffenen noch schwerer möglich, seine Reaktion angemessen zu steuern und sich erfolgreich mit Worten zu verteidigen. Er versteht das Verhalten der anderen nicht und fühlt sich ungerecht behandelt. Ein Kind mit einem AD(H)S handelt spontan, unüberlegt, unkontrolliert und kann nicht aus gemachten Fehlern lernen. Dazu kommen sein ausgeprägtes Gerechtigkeitsgefühl und seine viel zu große Empfindlichkeit. Zur eigenen psychischen Stabilisierung beginnt es, für sein Verhalten anderen die Schuld zu geben und negative Ereignisse auszublenden.

Was könnten Lehrer tun, um die Aggressivität in der Klasse unter Kontrolle zu bekommen?

- Von Anfang an in allen Klassenstufen keine aggressiven Handlungen und Äußerungen dulden, auch nicht aus Spaß.
- Vertrauenslehrer benennen, an die sich alle Schüler wenden können und von denen sie Gehör und aktive Hilfe erwarten können.

- Bei problematischem Verhalten sollte zuerst mit dem Schüler gesprochen werden, um seine Gründe dafür zu erfahren. Wenn nötig sollte ihm Hilfe angeboten werden. Ernst gemeinte und ehrliche Angebote, die vielleicht gelegentlich wiederholt werden, sind für ihn eine große Hilfe.
- Reagiert ein Schüler aggressiv, signalisiert er innere Hilflosigkeit und Schwierigkeiten in der Verhaltenssteuerung. Der Lehrer/die Lehrerin sollte mit ihm gemeinsam die dafür möglichen Ursachen erforschen.

Was verunsichert das Kind, was würde es sich wünschen?

- Die Lehrperson kann fragen, warum der Schüler sich so verhält: Will er oder kann er nicht anders? Warum ist sein Bemühen erfolglos?
- Das soziale Umfeld des Kindes sollte erkundet werden: Es kann Gespräche mit seinen Eltern, seinen Freunden, den anderen Lehrern und Klassenkameraden geben. Gibt es dort Ungerechtigkeit, Ablehnung, Aggressivität, Erpressung oder tätliche Auseinandersetzungen?
- Wie wird in der Familie mit kritischen Bemerkungen von Seiten der Lehrperson umgegangen? Wird sie abgewertet oder kann sie mit den Eltern auf der Sachebene diskutieren?
- Wie selbstkritisch gehen die Familienmitglieder miteinander und mit ihrer Erziehung um?
- Wie ist das Vertrauen der Eltern zu ihren Kindern?
- Was sind die Ansprüche der Eltern und des Kindes an sich selbst und an andere?
- Wie ist es mit sich zufrieden, was hätte es gern geändert und warum schafft es das nicht?
- Warum mögen es die einen und warum mögen es die anderen nicht?
- Was ist der Grund für seine Außenseiterrolle und wie leidet es darunter?

Seien Sie als Lehrer dem Kind immer ein Vorbild und respektieren Sie seine Persönlichkeit!

Werten Sie das Kind nicht ab und stellen Sie es vor der Klasse nicht bloß!

Wenn Ihnen ein Fehler unterläuft, entschuldigen Sie sich dafür, so wie Sie es von den Schülern erwarten!

Eine Situations- und Verhaltensanalyse sollte dann über notwendige verhaltenstherapeutische Maßnahmen entscheiden. Oft handelt es sich um Mobbing, dem in der Schule Außenseiter und selbstunsichere Kinder und Jugendliche immer häufiger ausgesetzt sind.

11.2 Welche Schüler sind potentielle Mobbing-Opfer?

Es sind meist Kinder, die

- sich ängstlich und unsicher verhalten und wenig Selbstvertrauen haben.
- sozial unangepasst reagieren und sich nicht angemessen verteidigen können.
- sich für alles selbst beschuldigen und gelernt haben, Unangenehmes zu ertragen.
- Kritik nicht ertragen können und große Angst vor Blamagen haben.
- sich emotional nicht steuern können, leicht weinen, schnell beleidigt sind.
- ausgegrenzt werden, willensschwach und manipulierbar sind.
- die Körpersprache der anderen nicht zu deuten wissen und
- ohne entsprechende Fähigkeiten nach Anerkennung streben.

11.3 Teamwork gegen aggressives Verhalten

11.3.1 Die Eltern als Coach

Als Erstes sollte eine Veränderung des Verhaltens in der Familie erreicht werden:

Mit dem betreffenden Kind oder Jugendlichen muss gesprochen werden, um es zu motivieren, konkrete Verhaltensweisen zu unterlassen. Dazu werden gemeinsame Therapieziele erarbeitet bzw. Teilziele vereinbart: „Was will ich bis wann, wie ändern?"

Das sollte schriftlich fixiert werden, quasi als ein „Vertrag" mit Unterschrift.

Gelingt das nicht, sollte zur Unterstützung ein Therapeut hinzugezogen werden.

Vom Therapeuten wird Verständnis erwartet, Schuldzuweisungen und Vorwürfe zerstören nur das Vertrauen. Die Eltern sollten befähigt werden, die Coachfunktion zu übernehmen, um als „verlängerter Arm des Therapeuten" zu agieren. Selbstverständlich können sie sich bei ihm jederzeit Rat holen für ihr Handeln. **Das Kind, der Jugendliche, seine Eltern und der Therapeut sollten hierbei eine therapeutische Einheit bilden mit einem Ziel und einem Weg, der in Teilabschnitte aufgegliedert wird.**

Mehrere Therapeuten mit verschiedenen Meinungen verunsichern das Kind und stellen einen Therapieerfolg von Anfang an infrage. Damit wird die Situation für das Kind eher schlechter als besser.

11.3.2 Verhaltenstherapie

Bei der Therapie von Verhaltensstörungen wird zunächst von einem lerntherapeutischen Ansatz mit Verstärkung des erwünschten und Löschung des unerwünschten Verhaltens ausgegangen.

Beispiel eines solchen Verhaltenstherapieprogramms zum Abbau von Aggressionen nach Kaufmann:

Folgende Schritte werden nacheinander eingeübt:
- Einüben von motorischer Ruhe und Entspannung,
- differenziertere und somit bessere Wahrnehmung,
- angemessene Selbstbehauptung als positive Form der Aggression,
- Kooperation und Hilfeleistung als Alternativverhalten, das Aggressionen hemmt,
- Selbstkontrolltechniken erlernen zum schrittweisen Abbau von Aggressionen,
- Einfühlungsvermögen im Sinne einer Neubewertung der Folgen des eigenen Handelns aus der Sicht des Gegenübers.

11.4 Wichtige Therapiebestandteile

Möglichkeiten zum Abbau von Aggressionen

a) Das Selbstinstruktionstraining und einige Beispiele dafür, was man sich immer wieder vornehmen sollte

- „Ich denke gründlich nach, bevor ich etwas sage."
- „Ich atme tief und zähle bis zehn, bevor ich reagiere."
- „Wenn es nicht nach meinem Willen geht, dann werde ich nicht gleich wütend, sondern rede mit dem anderen in Ruhe darüber."
- „Ich akzeptiere auch die Meinung eines anderen, ohne dass ich gleich wütend werde."
- „Werde ich kritisiert, sehe ich das positiv als Hilfe an."

Auf unerwünschtes Verhalten nicht reagieren, erst sich beruhigen und nachdenken, bei stärkerer Erregung sofort Blickkontakt unterbrechen und sich entfernen, z. B. das Zimmer verlassen. Sich an einem festgelegten Ort (Boxsack, Kopfkissen, die Treppe hoch und runter gehen, ums Haus laufen u. dgl.) abreagieren. Sich erst dann wieder der Situation stellen oder das Zimmer betreten, wenn man sich völlig beruhigt hat. Zeitlich versetzt, sollte ohne Erregung die Problematik noch einmal besprochen werden.

b) Den Umgang mit Stress erlernen
   Negativer Stress als Folge eines gestörten Gleichgewichts zwischen Belastung und Erholung kann krank machen. Das Gefühl der Überforderung

löst negativen Stress aus. Positiver Stress dagegen wird als angenehm und leistungsfördernd empfunden und schafft Erfolgserlebnisse mit eigener Zufriedenheit.

Negativer Stress kann vermieden und reduziert werden:

- Bei beginnender Erregung über Atmung und Entspannung versuchen, die Gefühle unter Kontrolle zu halten und sich zu beruhigen. Dazu sollte Folgendes vorher eingeübt werden: Augen schließen, nach innen schauen und langsam einatmen, dabei die Schultern sanft heben, den Atem für zwei Sekunden anhalten. Dann wieder bewusst langsam ausatmen und sich dabei innerlich vorsprechen: „Ich bin ganz ruhig, nichts stört mich."
- Bei emotionaler Erregung diese sofort umlenken und an eine positiv erlebte Situation denken. Je reflektorischer das funktioniert, umso besser kann man die unangenehme Situation ausblenden, um nicht unkontrolliert und unangemessen zu reagieren.

c) Sport als gute Möglichkeit, Aggressionen abzureagieren

d) Belohnungsprogramme vereinbaren

e) Medienkonsum kontrollieren und Inhalte besprechen, feste Zeiten programmgebunden vereinbaren

12   Autoaggressive Handlungen

12.1   Ursachen für Selbstverletzungen

Kinder und Jugendliche, die ständig Enttäuschungen erfahren, entwickeln Aggressionen gegen sich selbst, die sie mittels autoaggressiver Handlungen abreagieren. Sie sind Ausdruck einer sich immer wiederholenden inneren Unzufriedenheit gepaart mit Hilflosigkeit. So entsteht eine stressbedingte starke innere Anspannung, die über Selbstverletzungen abreagiert wird. Schmerzen werden dabei kaum gespürt, was typisch ist für akuten und starken Stress, der sich durch Selbstverletzungen verringert. So wird z. B. von den Betroffenen das Setzen einer blutenden Wunde als eine angenehme Entlastung empfunden.

Schon kleine Kinder schlagen sich oder stoßen den Kopf gegen die Wand, um Stressgefühle in bestimmten Situationen zu verringern.

Sich selbst schlagen oder „ritzen" als Erleichterung nach einer massiv angestauten Anspannung kann zwanghaft werden. Schmerzen werden dabei nicht gespürt, erst einige Zeit danach setzen sie ein. Reue und Scham über die gespürte Hilflosigkeit bzw. Zwanghaftigkeit folgen.

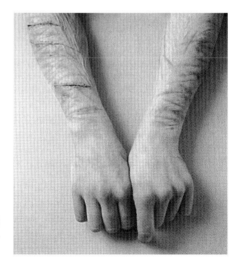

Abb. 24:
Selbstverletzende Handlungen als Mittel zum Abbau einer als unerträglich empfundenen inneren Anspannung

Folgende Psychodynamik liegt autoaggressiven Handlungen zugrunde:

Sich ständig wiederholende Enttäuschungen trotz Anstrengungen
↓
Innere Verunsicherung
↓
Anhaltender Stress
↓
Beeinträchtigtes Selbstwertgefühl
↓
Veränderte Wahrnehmung
+
Gefühl des Mangels an Zuwendung und Anerkennung
+
Gefühl, benachteiligt und missverstanden zu werden
↓
Aggressive Anspruchshaltung gegenüber sich selbst und anderen
+
Hilflosigkeit mit Angst vor Versagen und Ausgrenzung
↓
Resignation mit Ablehnung der eigenen Person
↓
Zunahme von Stress mit drohender psychischer Dekompensation
↓
Stressabbau durch autoaggressive Handlungen
sich ritzen, um Gefühl der Entlastung zu spüren
(bei Jugendlichen)
oder
mit dem Kopf gegen die Wand
oder sich selbst schlagen (bei Kindern)

12.2 Essen als Mittel zum Stressabbau

12.2.1 Die Ess-Brechsucht oder Bulimie

Bei Bulimie führt Heißhunger zu Fressanfällen mit anschließendem, selbst ausgelöstem Erbrechen aus Angst vor Gewichtszunahme.

Die Ursachen für diesen periodisch auftretenden Heißhunger mit den unbeherrschbaren Fressanfällen, die dem Frust- und Stressabbau dienen, können verschieden sein:

- Ängstlich-aggressives Verhalten,
- emotionale Steuerungsschwäche,
- Selbstwertproblematik infolge ständiger Enttäuschungen,
- mangelnde soziale Kompetenz,
- alle Ursachen, die Stress auslösen und somit psychisch belasten.

Bei Stress werden Stoffe in die Blutbahn gegeben, die den Körper in Alarmbereitschaft setzen und den Blutzuckerspiegel schnell erhöhen. Ein hoher Blutzuckerspiegel veranlasst die Bauchspeicheldrüse, vermehrt Insulin auszuschütten. Insulin im Blut senkt den Blutzuckerspiegel, Zucker wird bei Stress schneller abgebaut und in Körperzellen eingelagert. Ein erhöhter Blutzuckerspiegel bedeutet Kraft und Reserve für schnelles Reagieren für die angespannte Muskulatur und das Gehirn. Deshalb ist bei Stress der Blutzuckerverbrauch deutlich höher.

Ein Absinken des Blutzuckerspiegels in Verbindung mit einer noch immer stressbedingten vermehrten Insulinproduktion löst Heißhunger aus, der zur Nahrungsaufnahme regelrecht zwingt. Dabei besteht eine Zuckergier, hochkalorische Nahrung mit leicht verdaulichen Kohlenhydraten wird in großen Mengen gegessen bis zum Gefühl der Übelkeit durch Magenüberlastung. Ein Sättigungsgefühl zu einem normalen Zeitpunkt wird bei Stress nicht bemerkt. Erst eine massive Magenüberfüllung und ein spontaner Brechreiz bremsen die unkontrollierte Fressattacke. Das Erbrechen nach dem Fressanfall wird als „Erleichterung" empfunden. Bei sich wiederholenden Fressanfällen wird Erbrechen dann mechanisch mittels Gaumenreizung ausgelöst. Schließlich kann sich dieser Vorgang automatisieren, nach jeder größeren Nahrungsaufnahme kommt es automatisch zum Erbrechen, das dann nicht mehr unterdrückt werden kann. Bei den Betroffenen lösen diese Fressanfälle Reue, Scham und Vorwürfe aus wegen ihrer Unfähigkeit, sich beherrschen zu können.

12.2.2 Frustessen und seine Ursachen

Bei jeder Nahrungsaufnahme wird der Vagusnerv erregt, ein Nerv, der das vegetative Nervensystem beruhigt, Herzschlag, Atmung und Stressgefühl reduziert und die Bildung von Verdauungssäften auslöst. So wird die Nahrungsaufnahme als ein angenehmes Gefühl der inneren Entspannung mit Stressabbau empfunden. Deshalb kann Essen bei Menschen mit viel Frust oder Stress regelrecht zur Sucht werden, was mit Gewichtszunahme einhergeht.

Diesen Kreislauf zu durchbrechen, kann gelingen, indem Frust als Ursache vermieden wird, soweit das möglich ist. Menschen mit einer zu großen Empfindlichkeit verbunden mit einer emotionalen Steuerungsschwäche, Selbstwertproblematik und einer Impulssteuerungsschwäche haben Schwierigkeiten mit ihrer Eigensteuerung und Beherrschung. Obwohl sie es wollen, gelingt ihnen eine Kontrolle ihres Essverhaltens nicht. Ihr Körper befindet sich meist im Dauerstress, ohne dass die Betroffenen sich dessen bewusst sind.

Um eine Gewichtszunahme zu verhindern, wird dann Erbrechen ausgelöst.
  Bei ständiger Wiederholung entsteht ein sich automatisierender Kreislauf:
Frust – Essen – Frustabbau, Erbrechen – Reue, Scham, psychische Belastung usw.

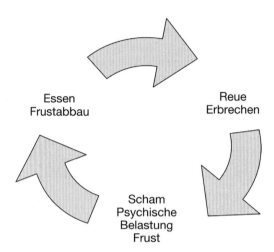

Essen
Frustabbau

Reue
Erbrechen

Scham
Psychische
Belastung
Frust

Dieser automatisierte Vorgang kann zwanghafte Formen annehmen und das Essverhalten der Betroffenen bestimmen. Erbrechen wird dann als psychisch entspannend und zwanghaft erlebt, Frustessen wird zur Bulimie.
  Unter den Bulimie-Patienten finden sich viele weibliche Jugendliche mit einem schlechten Selbstwertgefühl, Rückzugsverhalten (introvertiert), Problemen in der sozialen Kompetenz und der Impulssteuerung – dies alles sind Symptome, die auf ein ADS ohne Hyperaktivität hindeuten.
  Da auch hierbei die Behandlung bei den Ursachen ansetzen sollte, muss zuerst an der Verbesserung des Selbstwertgefühls, der Aufklärung über den Zusammenhang von veränderter Wahrnehmung und erlebter Hilflosigkeit sowie an der Impulssteuerungsschwäche gearbeitet werden. Dazu wird ein individuelles und vielschichtiges Therapieprogramm mit den Betroffenen entwickelt. Es werden persönlichkeitszentrierte und symptomorientierte Teilziele formuliert mit folgenden Endzielen:

• Gutes Selbstwertgefühl,
• realitätsgerechte Wahrnehmung,
• ausreichende Eigenkontrolle in der Impulssteuerung,
• psychische Stabilität,
• altersgerechte soziale Kompetenz,
• Zufriedenheit mit sich und seinem Umfeld.

Bei Patienten mit einem AD(H)S ist manchmal eine zusätzliche medikamentöse Behandlung erforderlich, wenn die verhaltenstherapeutischen Maßnahmen allein nicht ausreichen.

12.3 Die Pubertäts-Magersucht (Anorexie)

Eine meist in der Pubertät beginnende Magersucht kann durch folgende Psychodynamik ausgelöst werden:

Wunsch nach Zuwendung und Anerkennung bei
hohem Anspruchsniveau an sich und andere
+
Anhaltende Enttäuschungen bei geringem Selbstwertgefühl
↓
Aggressive Anspruchshaltung bei der Überzeugung,
nicht gemocht und nicht verstanden zu werden
+
Zwanghaftes Einengen der Gedanken verbunden mit dem
Gefühl der inneren Leere
+
Nahrungsentzug zur Ich-Bestätigung bei gleichzeitiger Ablehnung
des eigenen Körpers
↓
Nahrungsverweigerung als Bestrafung und Selbstbestätigung

Die Magersucht ist eine Essstörung, die unter anderem starke autoaggressive Tendenzen aufweist. Die Betroffenen sind mit sich und ihrem Äußeren unzufrieden, streben nach mehr Anerkennung, haben ein schlechtes Selbstwertgefühl und können ihre meist sehr hohe Intelligenz nicht in Anerkennung und Erfolge umsetzen. Sie nutzen ihren starken Willen, um extremes Hungern auszuhalten und dadurch deutlich ihr Gewicht zu reduzieren.

Von diesen untergewichtigen Jugendlichen höre ich immer wieder den Satz: „Wenn ich auch nichts kann, aber abnehmen kann ich – dadurch erhielt ich zum ersten Mal Anerkennung von meinen Klassenkameradinnen."

Bei magersüchtigen Jugendlichen nehmen Kalorienzählen und Angst vor Gewichtszunahme einen zwanghaften Charakter an. Schon vor der eigentlichen Gewichtsabnahme haben sie einen hohen Stresspegel, der als Frühsymptom die Ursache für das Ausbleiben der Regelblutung sein könnte. Dieser hohe Blutspiegel von Stresshormonen hält den Blutzuckerspiegel konstant, so dass diese Jugendlichen kein Hungergefühl mit den Symptomen der Unterzuckerung verspüren. Das erleichtert ihnen den Einstieg in die Abmagerung, die dann durch Hinzukommen weiterer Faktoren zwanghaft wird und mit veränderter Körperwahrnehmung einhergeht.

Diese Form der Magersucht kommt häufig bei intelligenten, meist weiblichen Jugendlichen vor, die ein ADS ohne Hyperaktivität haben. Angehörige des weiblichen Geschlechts reagieren auf negative Gefühle viel intensiver, länger und hilfloser. Sie geben sich meist selbst die Schuld, können sich nicht so gut verteidigen und abreagieren. Ihr Kummer staut sich auf, sie verbergen ihn, damit er von den anderen nicht bemerkt wird. Diese psychische Belastung, die Stress bedeutet, staut sich auf, bis es zur psychischen und/oder körperlichen Dekompensation kommt. Wie die Betroffenen dann reagieren, hängt von vielen inneren und äußeren Faktoren ab.

Übrigens kann eine Pubertätsmagersucht durchaus auch bei männlichen Jugendlichen vorkommen. Wenn auch deutlich seltener, da diese sich meist nach außen hin aggressiv abreagieren.

> Jugendliche mit einer Magersucht geben ihren Eltern oder anderen äußeren Umständen die Schuld für ihre schlechte Befindlichkeit. Eine gezielte Diagnostik zeigt aber, dass die veränderte Art ihrer Wahrnehmung und ihrer Reaktion, ihre Hilflosigkeit und ihr geringes Selbstvertrauen bei selbst hoher Anspruchshaltung die eigentlichen Ursachen sind.

Erfahrungen aus der Praxis zeigen, dass das ADS ohne Hyperaktivität bei überdurchschnittlich begabten Jugendlichen die häufigste Ursache für eine Pubertätsmagersucht ist. Dabei spielt die familiäre Belastung mit AD(H)S durchaus eine Rolle, wenn Mutter und/oder Vater auch davon betroffen sind. Dann erleben die Kinder ihre Eltern oft als ungerecht, überschießend reagierend, abwertend, schnell aufbrausend oder auch überängstlich, überbehütend und vorwurfsvoll. So wie die Eltern von diesen Jugendlichen geschildert werden, sind sie natürlich in Wirklichkeit nicht. Sie werden aber von ihnen so wahrgenommen. Die Eltern dagegen fühlen sich überfordert und wissen nicht, wie sie mit den Vorwürfen ihrer Kinder umgehen sollen. Diese leugnen meist ihre Essstörung hartnäckig und behaupten, ausreichend zu essen und überhaupt nicht untergewichtig zu sein.

Mit der Behandlung des ADS als eigentlicher Ursache und der Einbeziehung der Familie in die Therapie kann eine beginnende Essstörung meist erfolgreich behandelt werden. Bestehen schon kritische BMI-Werte (body mass index) von unter 14 ist bereits vieles automatisiert und der Körper so geschädigt, dass eine ambulante psychotherapeutische und medikamentöse Behandlung nicht mehr möglich ist. Eine ausgeprägte Magersucht erfordert immer eine frühzeitige stationäre Behandlung, um Dauerschäden oder gar Todesfälle zu vermeiden.

13 Folgen einer traumatisch erlebten Kindheit

13.1 Umweltfaktoren und Veranlagung

Bei einer relativ konstanten familiären Anbindung schaffen sich Kinder jeweils ihre eigene Umwelt im Elternhaus, in der Schule, später in der Ausbildung und im Freundeskreis. Wichtig dabei sind die Kontinuität der Beziehungen mit emotionaler Einbindung und die gemachten Erfahrungen, die für bestimmte Entwicklungsphasen prägend sind. Ob eine Kindheit als traumatisch belastend erlebt wird, hängt von der Veranlagung und den Erfahrungen der frühen Kindheit ab. Von großer Bedeutung für die Entwicklung des Kindes ist seine psychische Befindlichkeit, die von ungünstigen Umwelteinflüssen und genetisch verursachten Überforderungen geprägt sein kann. Ein als belastend, ablehnend und unberechenbar wahrgenommenes Milieu kann später zu einer negativ besetzten Erinnerung an die eigene Kindheit werden.

Viel Stress in der zweiten Hälfte der Kindheit, etwa ab dem elften Lebensjahr, kann im Erwachsenenalter zur Verzerrung von Erinnerungen führen, denn Stress beeinträchtigt die Genauigkeit der Abspeicherung von emotionalen Erlebnissen.

Manche Jugendliche entwickeln sich später ganz unauffällig, obwohl ihre Entwicklung im Kindergarten auffällig war und sie aus diesem Grund Ärzten und Psychologen vorgestellt wurden. Meist bekamen sie Ergo- und/oder Logopädie, eventuell noch Psychomotorik symptomorientiert verordnet. Es wurde weder nach Ursachen gesucht, noch ihr Entwicklungsverlauf überwacht, was im Nachhinein auch nicht nötig war. Sie konnten ihre Probleme ohne Hilfe gut kompensieren, biologisch gesehen war ihr Gehirn stressresistenter.

Andere Kinder dagegen, die zur gleichen Zeit ähnlich auffällig waren, leben mit 16 bis 20 Jahren sozial isoliert, sind unreif und unfähig, aus den ihnen angebotenen Eingliederungshilfen ihrem Leben eine Perspektive zu geben. Sie ziehen sich in die elterliche Wohnung zurück oder „schimmeln" herum, d.h. sie werden zum Einzelgänger oder schließen sich zu Gruppen mit ähnlicher Problematik zusammen. Ihre einst so guten Fähigkeiten sind längst verkümmert. Die meisten von ihnen haben einmal mit großem Eifer ihre Schulzeit begonnen. In ihren Schulzeugnissen von damals beschrieben die Lehrer sie als sehr fleißig, sehr motiviert und sich sehr bemühend. Wenn man ihre Zeugnisse genau liest, lassen sich meist schon die ersten Symptome einer sich anbahnenden Entwicklungsverzögerung erkennen, die im Laufe der Schulzeit zunahm und zu Defiziten im Lern-, Leistungs- und Verhaltensbereich führte. Diese werden noch viel zu oft als vorübergehend angesehen oder als unabänderlich hingenommen. Den Eltern wird Geduld empfohlen, es handele sich bei ihren Kindern wahrscheinlich um Spätentwickler. Da diese Kinder ihre Probleme nicht mit eigenen Reserven lösen können, geraten sie in eine Negativspirale, an deren Ende Selbstaufgabe und Hoffnungslosigkeit stehen.

Die meisten dieser Jugendlichen haben seit der Geburt eine Störung in der Wahrnehmungsverarbeitung, die ihnen mit zunehmender Anforderung im Leistungs- und Sozialbereich zur psychischen Belastung wird. Sie entwickeln Teilleistungsstörungen bei guter intellektueller Ausstattung und gelten in der Schule als „der Faule", „der Versager", „der Träumer" oder „der Störer". Dabei wollen sie lernen, aber Antrieb und Motivation fehlten. Wird ihnen nicht wirksam geholfen, resignieren sie.

Sie fühlen sich dann ungerecht behandelt, ausgegrenzt und hilflos. Durch ihr kleinkindhaftes Verhalten machen sie sich zum Klassenclown, umso wenigstens für kurze Zeit Anerkennung und Aufmerksamkeit der anderen zu erlangen. Bald werden sie aber deshalb von ihren Klassenkameraden verspottet und ausgenutzt. Sie wechseln dann häufig ihr Verhalten, reagieren aggressiv und oppositionell bis hin zur kompletten Verweigerung. Immer fühlen sie sich missverstanden, abgelehnt und geben anderen die Schuld dafür. Diese für sie oft unerträgliche Situation kann zum Stehlen, Lügen und Fortlaufen „zwingen", die bei bestehender Impulssteuerungsschwäche krankheitswertig und somit behandlungsbedürftig wird.

Meist reagieren Jungen ausgeprägter oppositionell und impulsiver. Auf Grund einer geschlechtsspezifisch bedingten anderen Verarbeitung emotionaler Reize reagieren die meisten Mädchen, aber auch manche Jungen, mit Rückzug, Selbstbeschuldigung, Ängsten und depressiven Tendenzen. Deren Ursachen sind emotionale Steuerungsschwäche mit Überempfindlichkeit bei negativem Selbstbild. Die Betreffenden sind zu empfindlich und können sich bei innerer Erregung nicht angemessen mit Worten wehren. Oft sind sie „nah am Wasser gebaut" und müssen immer gleich weinen. Hier sollte ein ADS ohne Hyperaktivität ausgeschlossen und in jedem Fall nach der Ursache der emotionalen Steuerungsschwäche gesucht werden. Sonst kann es zu bleibenden psychosomatischen Beschwerden, zur psychischen Dekompensation mit Ängsten, Zwängen oder depressiven Verstimmungen kommen.

Dabei ist immer die Grundfrage zu klären, inwieweit das Kind nicht kann oder warum es nicht will. Ein schwieriges Problem, das die Mitarbeit der Eltern, Erzieher und Lehrer und bei Bedarf auch ärztliche oder psychotherapeutische Hilfe erfordert. In jedem Fall sollte es eine ursachenorientierte und persönlichkeitszentrierte Therapie sein. Grundlage der professionellen Behandlung sind fundierte und praxiserprobte wissenschaftliche Erkenntnisse über Verhaltensstörungen und deren Behandlung als ein multifaktorielles Syndrom mit interdisziplinären Auswirkungen.

Ein Kind oder ein Jugendlicher mit ausgeprägten Defiziten im Leistungs- und Verhaltensbereich erlebt seine Kindheit als traumatisch und belastend. Spuren davon durchziehen sein ganzes Leben und können sein Denken und Handeln prägen. Denn sein in der Kindheit entwickeltes Selbstwertgefühl behält ein Mensch als ein Identitätsmerkmal sein ganzes Leben lang. Bis heute wird die Ursache einer so erlebten traumatischen Kindheit noch viel zu oft bei den Eltern gesucht und nicht bei der besonderen Veranlagung der Kinder.

Auf Grund einer meist angeborenen veränderten Wahrnehmungsverarbeitung wird das Verhalten des sozialen Umfeldes, auch das der Eltern, die es mit ihm durchaus gut meinen, als gegen sich gerichtet und ablehnend empfunden. Vieles wird nicht realitätsgerecht bewertet und durch eine Negativlupe betrachtet.

Zum eigenen Schutz und zur vorübergehenden Aufrechterhaltung ihrer psychischen Stabilität geben diese Kinder und Jugendlichen immer den anderen die Schuld. Das trifft am meisten die Eltern, die Lehrer oder die Geschwister, die sie im Nachhinein für ihr Fehlverhalten und für ihre Defizite verantwortlich machen.

Später müssen sich Eltern dann oft folgenden Fragen und Vorwürfen ihrer Kinder stellen:

- „Warum warst du damals nicht strenger, konsequenter mit mir?"
- „Warum habt ihr euch das damals alles bieten lassen?"
- „Ihr hättet mein Verhalten damals nicht dulden dürfen!"
- „Warum habt ihr nicht regelmäßig meine Hausaufgaben kontrolliert?"
- „Warum habt ihr euch damals so an der Nase herumführen lassen?"

So und so ähnliche Aussagen erlebe ich in der Praxis immer wieder und sehe das Entsetzen der Eltern, wenn ihre Kinder ihnen solche Vorwürfe machen. Glaubten ihre Eltern doch, alles richtig zu machen. Sie besorgten sich Bücher und Zeitschriften über Kindererziehung und lasen: „Man soll Kinder sich frei entfalten lassen, sie nicht eingrenzen, sonst würden sie Aggressionen entwickeln. Eine zu strenge Kindheit schadet, Grenzen verhindern die Entfaltung von Fähigkeiten, hemmen die Entwicklung der Kinder usw." Leider stimmt das so nicht. **Kinder brauchen Grenzen, Vorbilder und die Vermittlung sozialer Normen.** In den meisten Elternhäusern entwickeln sich die Kinder problemlos, wenn beim Kind, seiner Umgebung und in der Schule die Voraussetzungen dafür vorhanden sind. Aber Eltern, die selbst keine Erziehung erfahren haben, psychisch instabil, verunsichert sind und ein schlechtes Selbstwertgefühl haben, stehen dem Verhalten ihrer Kinder hilflos gegenüber und können ihnen keine ausreichende Stütze sein.

13.2 Diagnostik psychischer Störungen

Beispiele für die Diagnostik der psychischen Befindlichkeit:

Es gibt für die Diagnostik psychischer Störungen eine Vielzahl von Skalen, deren Bewertung immer sehr subjektiv ist. Fragebögen dienen der Orientierung und der Verlaufsbeurteilung, sie haben dokumentarischen, weniger diagnostischen Wert. Die Gespräche mit dem Kind und seiner Familie, die Schulzeugnisse und viele psychometrische Testverfahren ergeben erst im Laufe der Zeit einen Gesamteindruck. Die diagnostische Beurteilung verlangt vom Untersucher viel Erfahrung, Zeit und Einfühlungsvermögen. Vieles wird bei der kinderpsychiatrischen Untersuchung immer subjektiv und situationsabhängig sein.

Für die Diagnostik benutze ich folgende Verfahren, deren inhaltliche Bewertung nicht preisgegeben werden darf, deshalb an dieser Stelle auch keine diagnostischen Hinweise, sondern nur einige unbewertete Beispiele:

Familie in Tieren

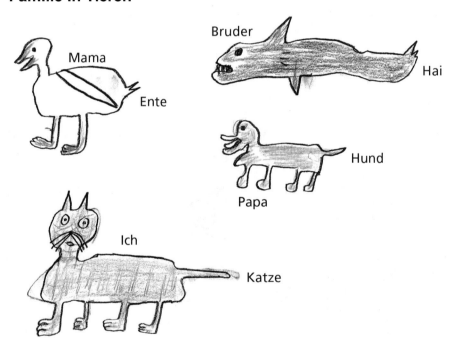

Abb. 25 a–d: Die Verwandlung der Familie in Tiergestalten zeigt, welche Familienmitglieder als aggressiv empfunden werden.

a) „Ich bin eine Katze, die kann immer schnell wegrennen und kann auch von zu Hause wegbleiben, wenn sie will. Sie braucht ihre Familie am wenigsten, wenn sie Hunger hat, kann sie sich Mäuse fangen."

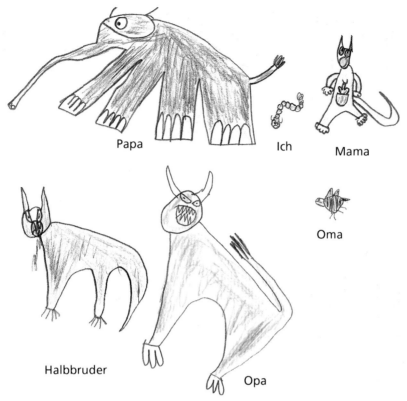

b) „Ich bin ein Regenwurm, der kann sich schnell verkriechen und wird von den anderen dann nicht gesehen. Wenn er will, kann er dann ganz lange in der Erde bleiben."

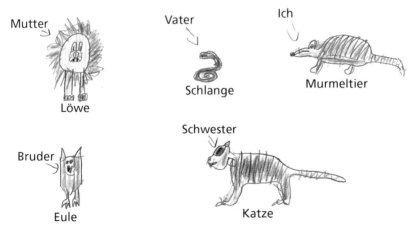

c) „Ich bin ein Murmeltier, das kann sich verkriechen und niemand findet es. In seiner Höhle hat es viel Nahrung und es ist dort auch sehr gemütlich und ruhig. Dort wird es bestimmt von niemandem gestört."

163

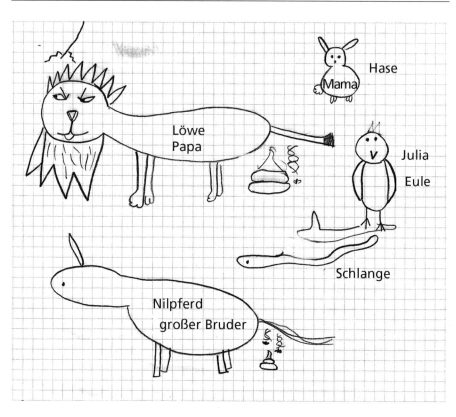

d) „Ich bin die Schlange in unserer Familie, die ist am klügsten und alle haben Angst vor ihr. Alle würden weglaufen, auch meine Geschwister würden mich nicht ärgern. Meine kleine Schwester könnte ja auf den Baum fliegen und meine Mutter könnte sich auch vor mir in einer Höhle verstecken. Meinen Bruder, das Nilpferd, würde ich gerne beißen, der macht sowieso immer Mist, genau wie Papa."

Der Wartegg-Zeichentest

Hier sollen aus sinnarmen Linien Zeichnungen angefertigt werden, wobei jedes der acht Felder für eine psychische Eigenschaft steht und das, was aus den vorgegebenen Linien gemalt wird, eine Auskunft dazu gibt.

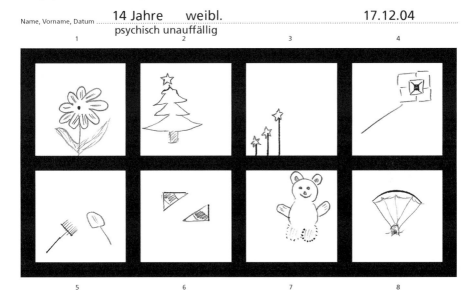

Abb. 26 a–e: Der Wartegg-Zeichentest verschiedener Jugendlicher
  a) psychologisch unauffällige Jugendliche
  b) eine Gymnasiastin mit Selbstwertproblematik und Ängsten

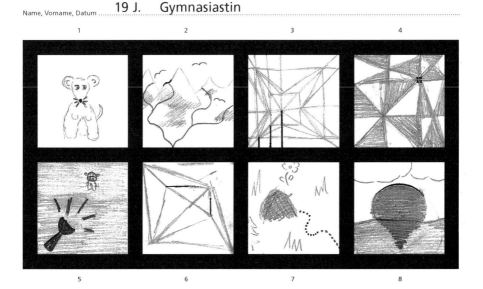

Name, Vorname, Datum **Abiturientin mit Selbstwertproblematik, Autoaggressionen**

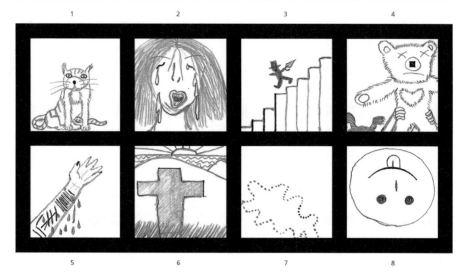

c) Selbstwertproblematik einer intelligenten Gymnasiastin mit Autoaggressionen und einem ADS vor Behandlung

Name, Vorname, Datum **10 Monate nach Behandlungsbeginn**
gleiche Abiturientin wie 25 c

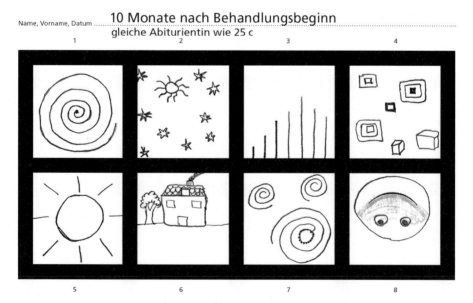

d) Test der gleichen Gymnasiastin zehn Monate später

166

Name, Vorname, Datum .....

Eine Abiturientin mit Teilleistungsstörungen und Hochbegabung

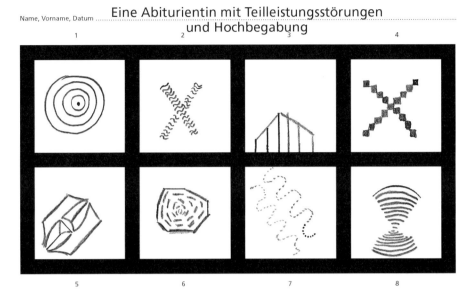

e) eine Abiturientin mit Hochbegabung und Teilleistungsstörungen

Der Rorschachtest

Ein wahrnehmungsdiagnostisches Verfahren mit Deutung von symmetrischen Klecksbildern. Es wird in der Psychodiagnostik angewandt und wenn man mit diesem Test Erfahrung hat, gibt er über wichtige Details der psychischen Verfassung Auskunft.

167

Der Sceno-Test

Menschen, Tiere, Gegenstände und Bauklötze können beliebig oder nach Motivvorgabe auf einem Brett angeordnet werden. Art und Inhalt der Gestaltung werden beurteilt.

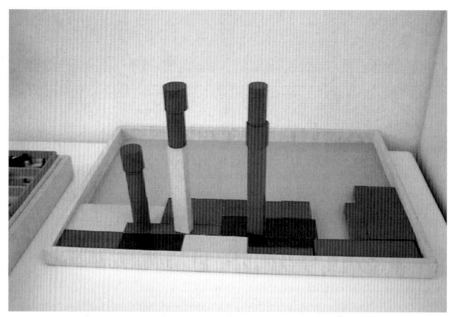

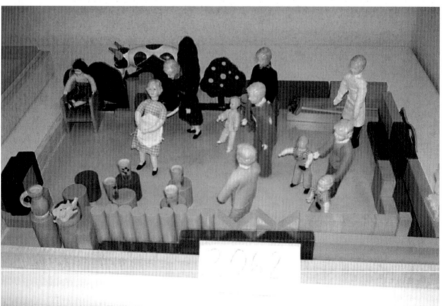

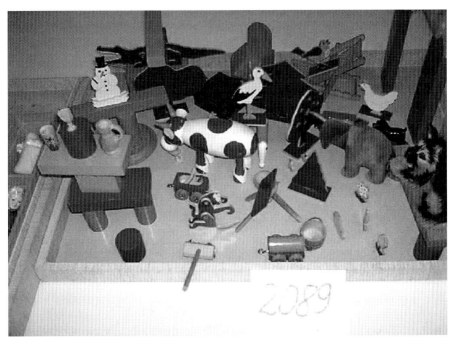

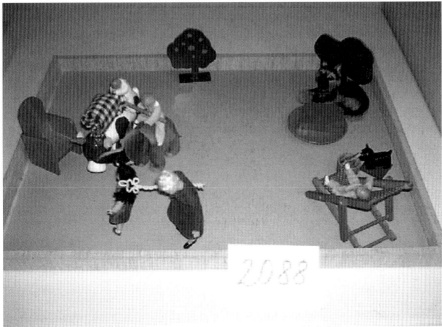

Abb. 27: Beispiele für freie spielerische Gestaltung ohne Themenvorgabe von verschiedenen Kindern gleicher Altersstufe mit dem Material des Sceno-Bau-
kastens

169

Familienbrett

Im Mittelpunkt des Brettes steht das Kind, das seine Familienangehörigen nach einer Vorgabe auf dieses Brett stellen soll.

Der Satzergänzungstest

Angefangene Sätze sollen ergänzt werden.

Die Befindlichkeitsskala

Beantwortung von Fragen zur Befindlichkeit.

Der Zaubertest

„Was würdest du tun, wenn du zaubern könntest?"

Wie sehr ein Kind psychisch leidet, ergibt sich aus einer Vielzahl von Untersuchungen, die wie bei einem Puzzlespiel erst als Ganzes ein schlüssiges Bild erkennen lassen. Die Beantwortung von Fragen allein reicht nicht, weil Kinder lernen, ihre Probleme zu verdrängen. Deshalb ist eine kinderpsychiatrische Untersuchung zur Abklärung von Schwere und Behandlungsnotwendigkeit psychischer Auffälligkeiten unerlässlich. Denn nur eine frühzeitige ursachenorientierte Behandlung kann verhindern, dass eine psychische Belastung in der Kindheit als ein dauerhaftes Trauma die psychische Stabilität des Erwachsenen belastet.

14 Die Therapie von Verhaltensstörungen

14.1 Das Verhaltenstraining

Verhaltenstraining benutzt die individuellen Symptome des Kindes oder des Jugendlichen als Zugangsmöglichkeit für den Aufbau einer therapeutischen Beziehung. Für diesen verhaltenstherapeutischen Zugang wird nach biologischen und psychosozialen Risikofaktoren gesucht, die in wechselseitiger Beziehung das als störend empfundene Verhalten geprägt haben. Eine Verhaltensstörung ist meist kombiniert mit einem unzureichenden Stressmanagement und einer Summe von erlittenen Mikrotraumatisierungen. Damit die körperlichen, psychischen und sozialen Reserven nicht überfordert werden, ist bei ausgeprägter Symptomatik eine verhaltenstherapeutische Behandlung erforderlich, die frühzeitig begonnen Spätschäden verhindert.

Die Schwerpunkte einer Verhaltenstherapie von Kindern und Jugendlichen dienen der Erreichung folgender Ziele:

- Eine Entwicklung zu ermöglichen, die ihren Fähigkeiten und ihrer Intelligenz entspricht,
- ihnen ein angepasstes und altersentsprechendes Verhalten zu ermöglichen, das ihnen infolge von Defiziten in der Wahrnehmungsverarbeitung trotz großen Bemühens sonst nicht gelingen würde,
- ihnen immer wiederkehrende Enttäuschungen zu ersparen, die Stress auslösen und ein schlechtes Selbstwertgefühl verursachen,
- um zu verhindern, dass ihre erfolglosen Anstrengungen mit ständiger Unzufriedenheit zu Aggressivität oder Ängsten führen,
- damit ihre Kindheit durch ihre Rolle als Versager und Außenseiter nicht zum traumatisierenden Erlebnis wird,
- sie ein gleichwertiges Gruppenmitglied werden mit der Fähigkeit, angepasstes Sozialverhalten mit guter sozialer Kompetenz zu entwickeln,
- sie mit sich zufrieden und im seelischen Gleichgewicht ein gutes Selbstwertgefühl in ihrer Familie entwickeln können,
- um Spätschäden in Form einer seelischen oder körperlichen Erkrankung als Folge eines Kindheitstraumas zu vermeiden,
- um Drogenkonsum als Selbstmedikation zu verhindern,
- um sich körperlich und psychisch gesund den Anforderungen des Lebens stellen und über ihre individuellen Fähigkeiten frei verfügen zu können.

Beispiele für eine verhaltenstherapeutische Behandlung von Klein- und Vorschulkindern

Wenn ein Kind als Säugling oder Kleinkind schon verhaltensauffällig ist, sind die Eltern oft hilflos. Mittlerweile gibt es schon kurz nach der Geburt Diagnostik- und Therapieangebote und die sog. „Schreiambulanzen" beraten und unterstützen Eltern mit Schreibabys.

Bei Kleinkindern kann man mit Übungen nach Barkley ansetzen:

- Regelmäßige tägliche Spielzeiten, die eingeleitet werden mit einer Frage: „Jetzt habe ich nur für dich Zeit – was wollen wir zusammen tun?",
- ungestört mit dem Kind allein spielen,
- aus der Beantwortung der Frage „Was möchtest du heute spielen?" drei Tätigkeiten auswählen, dabei für ca. fünf bis zehn Minuten Tätigkeit je nach Alter vorsehen,
- eine begonnene Tätigkeit zu Ende bringen,
- wenn es problematisch wird, wegschauen, anfangs nicht reagieren, dann einlenken, mit lobenden Worten das begonnene Spiel begleiten,
- wenn das Kind motzt oder verweigert, abbrechen,
- beenden mit den Worten: „Wir spielen dann morgen weiter."

Nach ähnlichem Schema können dann auch mit dem Vorschulkind Abwarten, Ausdauer, Konzentration, Feinmotorik und Körperkoordination gezielt geübt werden, was sich bei vorhandenen Störungen in der Wahrnehmungsverarbeitung sehr bewährt hat. Dieses regelmäßige spielerische Üben ist gleichzeitig eine gute Vorbereitung für die Schule. Versäumnisse in den oben genannten Bereichen in der Vorschulperiode wirken sich negativ auf das Verhalten, das Selbstwertgefühl und die allgemeine Schulfähigkeit aus und sind später viel schwieriger auszugleichen.

> Bei verhaltensauffälligen Kleinkindern an Reizüberflutung denken, den Tagesablauf strukturieren, Rituale einführen und Ruhe ausstrahlen. Nicht auf alles reagieren, Fehlverhalten nicht beachten.

14.2 Training der Gruppenfähigkeit

Bei unruhigen Kindern kann man gut mit dem Stoppsignal arbeiten: Hierbei wird auffälliges Verhalten unterbrochen, das Kind abgelenkt und beruhigt.

Möglich ist auch die Ampel-Methode, bei der Farbkarten mit vorher besprochenen Bedeutungen benutzt werden:

rot = Halt!
gelb = Nachdenken! Was will ich tun, wie will ich es machen?
grün = Jetzt erst mache ich es!

Halt! Stop!

Überlegen!
Was will ich machen?
Erst nachdenken!

Tun!
So, jetzt geht es los!
Jetzt mache ich es!

Abb. 28:
Verhaltenstraining
mit Hilfe der Ampel

Gruppenfähigkeit zu erreichen, bedeutet soziale Einordnung zu trainieren: Das Ziel hierbei ist es, die Körpersprache der anderen zu verstehen und ihren Gesichtsausdruck zu beachten durch Beurteilung von Abbildungen mit Gesichtern, die verschiedene Befindlichkeiten wiedergeben.

Bei Kindern mit Problemen in der sozialen Einordnung empfiehlt sich folgendes Verhaltenstraining:

• Das Kind soll zunächst die Mitglieder einer Gruppe, mit denen es spielen will, beobachten, was und wie sie gerade spielen, ihre Spielregeln erkunden und beachten,
• mit einem Kind der Gruppe Blickkontakt aufnehmen, es anlächeln und auf dessen positive Reaktion warten,
• reagiert es lächelnd, sich diesem Kind langsam nähern und sich an dessen Seite in die Gruppe einordnen und auf eine Gelegenheit warten, um sich aktiv in das Spiel einzubringen. Möglichst dabei Gleiches tun wie das Kontaktkind oder die anderen,
• sich nicht gleich von abweisenden Bemerkungen der anderen wieder abschieben lassen, sie besser überhören, nicht reagieren und bei der Gruppe bleiben,
• nicht gleich bestimmend oder korrigierend in das Gruppengeschehen eingreifen, sondern immer auf die Körpersprache der anderen achten.

Außerdem bedeutet Gruppenfähigkeit zu erreichen, den gruppendynamischen Prozess zu verstehen. Dieser verläuft wie folgt:

• Informelle Führung,
• „Hackordnung",
• Paar- und Kleingruppenbildung,
• individuelle Rollenfindung zur Durchsetzung eigener Interessen,
• Stellung in der Gruppe suchen,
• Streben nach Anerkennung,
• seine aktive oder passive Rolle akzeptieren.

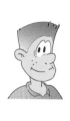
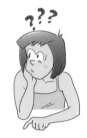
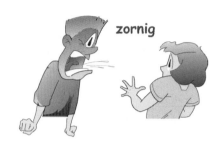

zornig

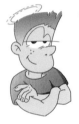
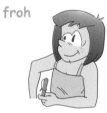

froh

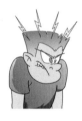
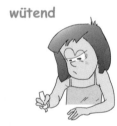

wütend

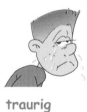
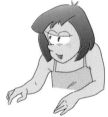

traurig

Abb. 29: Beispiele für Körpersprache

14.3 Die Unterschiede von tiefenpsychologischer und analytischer Therapie

In der **analytischen Psychotherapie** wird die frühe Kindheit aufgearbeitet, denn hier wird die Ursache aller psychischen Störungen gesehen. Frühe Erfahrungen und die aus dem Persönlichkeitsgefüge der ersten Erziehungspersonen übernommenen Anteile in der Beziehungsgestaltung werden neu belebt und in der Therapie bearbeitet. Die Geschichte der daran gebundenen Affekte wird besprochen, um einen Neubeginn in der Beziehung zu ermöglichen. Bei einer analytischen Therapie erfolgt eine innere Auseinandersetzung mit den Symptomen und ihren, in der Kindheit stattgefundenen, ursächlichen Konflikten. Dadurch soll eine Vorwurfshaltung gegen die Umwelt, die zu Fehlverhaltensweisen führte, beseitigt werden. Als solche Fehlverhaltensweisen benennt die analytische Therapie z.B. Gehemmtheit, Genussunfähigkeit, Antriebslosigkeit, schwere Enttäuschungen, Überkompensation, mangelhafte soziale Anpassung, Bequemlichkeit oder Rachewünsche.

> Das Ziel der analytischen Therapie ist die innere Auseinandersetzung mit den Symptom provozierenden Konflikten, diese neu zu beleben, um sie zu einem entwicklungsförderlichen Ende mit psychischer Stabilität zu führen.

Diese Therapie kann manchmal eine Verschlechterung der Eltern-Kind-Beziehung durch Schuldzuweisungen und nicht unerhebliche Belastungen auf beiden Seiten auslösen. Verhaltensstörungen werden hier als Folge einer gestörten Mutter-Kind-Beziehung oder einer konfliktbelasteten Ehe angesehen.

Die **psychodynamische Therapie** ist von der analytischen und tiefenpsychologischen Therapie abgeleitet und bearbeitet in einer verkürzten Form Symptom auslösende Konflikte.

Das Durchforsten der Erinnerungen auf der Suche nach möglichen Ursachen einer traumatisch erlebten Kindheit führt in der analytischen und tiefenpsychologischen Therapie nicht selten zu der Vermutung, dass früher möglicherweise ein sexueller Missbrauch stattgefunden habe. Dieses Ereignis wurde verdrängt und muss deshalb zur Bearbeitung wieder erinnerlich gemacht werden. Viele Mütter von meinen Patienten berichten mir, dass sie in Therapie seien, eine posttraumatische Störung hätten, als deren Ursache der Therapeut einen sexuellen Missbrauch herausgefunden habe, an den sie sich selbst allerdings überhaupt nicht mehr erinnern könnten. Sie hätten dieses Ereignis verdrängt und haben deshalb psychische Störungen wie Ängste, Depressionen, Panikattacken und ein schlechtes Selbstwertgefühl. Ihre jetzigen Beschwerden werden von nun an als Folge einer Traumatisierung durch sexuellen Missbrauch angesehen. Viele sind froh, endlich eine Ursache für ihre Probleme und Beschwerden gefunden zu haben und glauben dem, was ihr Therapeut herausfand. Bedenklich ist nur, dass der angeblich stattgefundene sexuelle Missbrauch Selbstverachtung auslöst und dem Selbstwertgefühl der psychisch sowieso schon sehr instabilen Patienten noch mehr schadet.

14.4 Wenn der Missbrauch missbraucht wird

Zum Glück befasst sich inzwischen die Wissenschaft immer mehr mit dem Thema, inwieweit Erinnerungen beeinflusst und im Laufe des Lebens verändert werden können. Es gibt viele Bücher und Berichte über den „Missbrauch mit dem Missbrauch". Leider basieren auch viele Gerichtsurteile auf Erinnerungen von Zeugen, die Situationen als real geschehen schildern, die so nie stattgefunden haben.

Der amerikanischen Rechtspsychologin Elizabeth Loftus gelang es, einem Viertel ihrer Probanden weiszumachen, sie seien als Kind in einem Einkaufszentrum verloren gegangen. Viele schmückten die falsche Erinnerung noch detailreich aus und stellten deren Realität nie mehr infrage.

Richard Ofshe und Ethan Watters zeigen in ihrem Buch „Die missbrauchte Erinnerung oder von einer Therapie, die Väter zu Tätern macht" an vielen authentischen Fallbeispielen auf, welche schlimmen Folgen vorschnelle und nicht nachprüfbare Missbrauchsdiagnosen sowohl für den Betroffenen, dessen Familie, den zu unrecht Beschuldigten als auch für die gesamten sozialen Beziehungen haben können.

So mussten z. B. 1996 im Wormser Missbrauchsprozess die Urteile revidiert werden, weil den Kindern sexueller Missbrauch eingeredet worden war. Die Verurteilten waren 25 unschuldige Männer und Frauen. Einige von ihnen saßen in Haft. Es waren Väter, Mütter und Verwandte der Kinder, die wegen sexuellen Missbrauchs zu mehrjährigen Haftstrafen verurteilt wurden. Die Anklage stützte sich dabei auf Aussagen der Kinder. Erst drei Jahre später wurde das Urteil revidiert, weil feststand, dass den Kindern Scheinerinnerungen eingeflüstert wurden, die manche der Kinder noch bis heute glauben.

Professor Markowitsch zeigt in seinem Buch „Das autobiografische Gedächtnis", wie das Gedächtnis als ein dynamisches System Erinnerungen und Stimmungen je nach Altersunterschieden speichert. Das limbische System, als Gedächtnis für die Gefühle, trägt wesentlich dazu bei, dass sich Erinnerungen im Laufe des Lebens verändern. Besonders emotionale Erlebnisse aus einer Stresssituation heraus können oft nur ungenau, verzerrt und beeinflussbar wiedergegeben werden.

Es ist an der Zeit, dass Wissenschaftler beginnen, diese Therapie („Recovered Memory Therapy" auf Deutsch: „Therapie zur Aufdeckung von Erinnerungen") zu hinterfragen.

Meine Erfahrung aus der langjährigen Tätigkeit auf dem Gebiet der Kinder- und Jugendpsychiatrie lässt mich am stattgefundenen sexuellen Missbrauch zweifeln, der aus der Erinnerung nach mehrstündiger analytischer Therapie ans Tageslicht geholt wurde.

In meiner bisher zwölfjährigen ambulanten kinder- und jugendpsychiatrischen Praxis mit tiefenpsychologischer und verhaltenstherapeutischer Ausrichtung haben mir nur vier von ca. dreitausend Patienten von sexuellen Belästigungen berichtet, die aber ohne eine Spätschädigung bearbeitet werden konnten.

Ich glaube, mancher sexuelle Missbrauch entspricht einem Erklärungszwang des Therapeuten für die psychischen Beschwerden seines Patienten. Er folgt dabei der Lehrmeinung der analytischen und tiefenpsychologischen Therapie, die den sexuellen Missbrauch als eine häufige Ursache für eine traumatisch erlebte Kindheit sieht, der aber vom Patienten verdrängt wurde. Denn es ist ein therapeutisches Ziel der analytischen Therapie, verdrängte Konflikte zu finden, sie wieder zu beleben, um sie therapeutisch zu bearbeiten.

Die **tiefenpsychologische Psychotherapie** leitet sich von der von Freud gegründeten analytischen Therapie ab. Sie bearbeitet in verkürzter und abgewandelter Form symptomzentriert die Probleme und beschränkt sich auf deren Verbesserung ohne Umstrukturierung der neurotischen (des fehlentwickelten und krankmachenden Teils) der Persönlichkeit.

14.5 Die Verhaltenstherapie

Die Verhaltenstherapie ist eine Sonderform der Psychotherapie, die auf wissenschaftlichen Erkenntnissen der Psychologie, der Medizin und der Neurobiologie basiert. Sie will den Betroffenen Kompetenzen verleihen für den Umgang mit ihren Problemen, deren Ursachen finden und Möglichkeiten zu deren Beseitigung vermitteln. Sie hat einen symptom-, persönlichkeits- und milieuzentrierten Ansatz und betrachtet alle Symptome im Zusammenhang mit der betreffenden Person und deren Umgebung. Es wird also niemals nur ein Symptom allein bearbeitet, sondern immer das Kind oder der Jugendliche mit all seinen Fähigkeiten und Problemen als Ganzes auf psychosozialer und psychosomatischer Ebene betrachtet.

> Ziel jeder Verhaltenstherapie ist die vordergründige Besserung der Alltagsbewältigung durch Behandlung seelischer Verletzungen, um ein positives Selbstwertgefühl entwickeln zu können.

Beispiel eines Ablaufplanes einer verhaltenstherapeutischen Behandlung

- Problemdefinition und Zielsetzung,
- Formulierung eines Hilfsangebots und Vertrauensbildung,

- Diagnostik und Suche nach möglichen Ursachen,
- Gespräch mit den Eltern, um deren Sichtweise zu ermitteln,
- Wecken des Verständnisses für die Problematik des Kindes mit der Klärung der Frage nach „Nichtkönnen oder Nichtwollen" und dem „Warum nicht",
- Ressourcen beim Kind und seiner Familie herausarbeiten, bisherige Behandlungsversuche besprechen, positive Fähigkeiten erkennen und verstärken,
- Einbeziehung der Eltern und der Lehrer zur Kompetenzsteigerung durch Training der bisher wenig beachteten positiven Fähigkeiten,
- Schulung der sozialen Wahrnehmung zur Erleichterung der Kontaktaufnahme mit anderen,
- Entwicklungsrückstände und Störungen in der sozialen Reife aufarbeiten,
- Lern- und Teilleistungsstörungen erkennen und behandeln, um deren Auswirkungen, wie Selbstzweifel und Ängste, durch Vermeidung negativer Gedanken zu reduzieren,
- Überprüfung der Wahrnehmungen auf Realität durch Verhaltensbeobachtung und Bewertung,
- Verhaltenstraining mit Verinnerlichung sozialer Normen,
- Arbeit mit konkreten Aufgaben, Belohnungsprogrammen und Teilzielen,
- Behandlung reaktiver Fehlentwicklungen und psychosomatischer Beschwerden,
- Erreichen eines positiven Selbstwertgefühls mit altersentsprechender sozialer Kompetenz.

Das Symptom wird als Zugangsmöglichkeit für die therapeutische Beziehung genutzt, um im Interesse des Kindes intervenieren zu können.

Verhaltenstherapie kann Erziehung nicht ersetzen, sondern unterstützt die Eltern und ermöglicht ihnen eine erfolgreiche Erziehungsarbeit.

14.6 Therapiebegleitende Elternarbeit

- Erarbeitung einer gemeinsamen Sichtweise hinsichtlich der Ursachen der Verhaltensstörungen und deren Behandlungsmöglichkeiten,
- Problemdefinition und Therapiemotivation der Eltern,
- gemeinsames Festlegen wichtiger Interventionsschritte im Therapieprogramm,
- Arbeit mit Lob und Verstärkerplänen (materielle und ideelle Zuwendungen),
- Beobachtungs- und Interaktionstraining, Anleitung durch Vorbildwirkung,
- sich durch Lesen von Fachliteratur, Internet, Teilnahme an Vorträgen oder in einer entsprechenden Selbsthilfegruppe informieren,

- Selbständigkeit und Eigenverantwortung fördern durch Übernahme von Pflichten,
- regelmäßige Familienkonferenzen zu festen Terminen, mindestens einmal pro Woche, um den täglichen Kleinkrieg zu vermeiden und Anleitung zur Selbstdisziplin und kritischen Selbstreflexion.

Die Praxis zeigt, dass eine Abstimmung des Therapeuten mit den Eltern über die vorgesehene Verhaltenstherapie vor Therapiebeginn unbedingt erforderlich ist. Unterschiede in der Ansicht über mögliche Ursachen der Verhaltensstörung stellen einen Therapieerfolg von Anfang an infrage. Wurden die Eltern durch ihre eigenen Therapeuten oder durch andere Informanten überzeugt, dass die alleinige Ursache der Auffälligkeit ihrer Kinder in einer gestörten oder belasteten frühkindlichen Beziehung besteht, die aufgearbeitet werden müsse, sollte sie der Verhaltenstherapeut zuerst von der Richtigkeit seiner Auffassung überzeugen, dass die eigentlichen Ursachen der Verhaltensstörung z. B. in einer veränderten Wahrnehmungsverarbeitung des Kindes liegen. Denn sonst zweifeln die Eltern verständlicherweise von Anfang an am Erfolg und an der Auffassung des Therapeuten, was dem Kind nicht verborgen bleibt und es verunsichert. Der Therapeut wiederum spürt, dass dieses Kind seinen therapeutischen Bemühungen gegenüber unmotiviert, desinteressiert und misstrauisch reagiert.

14.7 Schwerpunkte der Verhaltenstherapie

- Die Beurteilung des eigenen Verhaltens und der Reaktion der anderen richtig bewerten lernen,
- sich im Verhalten steuern lernen,
- soziale Interaktionen üben, soziales Kompetenztraining,
- Problemlösefertigkeiten erwerben,
- das eigene Handeln erfolgreich kontrollieren können,
- Konflikte vermeiden,
- ein positives Selbstwertgefühl erlangen,
- über individuelle Fähigkeiten uneingeschränkt verfügen können.

Verhaltenstherapeutische Maßnahmen sind dabei:

- Sich Vorsätze geben: „Was will ich ändern?" und deren Erfüllung protokollarisch überprüfen,
- Selbsteinschätzung und Fremdwahrnehmung verbessern,
- unerwünschtes Denken oder Verhalten durch Stopp- Signal unterbrechen,
- sich entspannen lernen, Ruhe genießen können,
- mit Stress und Konflikten besser umgehen können,
- Wut kontrollieren und sozial angepasst abreagieren lernen,
- Selbstinstruktionstraining, d. h. sich selbst innerlich Befehle geben und ausführen,

- sich loben lernen, seine Stärken genießen,
- Kritik annehmen und sich angemessen verteidigen lernen,
- irrationale und negative Gedanken abwenden und umfunktionieren,
- auf die Körpersprache der anderen reagieren lernen.

Wo kann Verhaltenstherapie eingesetzt werden?

- Zur Behandlung des sozialen Reiferückstandes,
- bei Lern- und Leistungsstörungen als Folge einer veränderten Wahrnehmung,
- bei allen Ängsten im Kindesalter,
- zum Abbau von Aggressionen und oppositionellem Verhalten,
- bei Selbstwertproblematik und Versagensängsten,
- als soziales Kompetenztraining z. B. bei Mobbingopfern, Außenseitern,
- bei allen Begleit- und Folgeerkrankungen eines AD(H)S,
- bei psychosomatischen Beschwerden (Kopfschmerzen, Bauchschmerzen) als Folge anhaltender psychischer Belastung und Dauerstress,
- bei Einnässen und Einkoten durch veränderte Körperwahrnehmung, Regressionstendenz und Überlaufenkopresis (Enkopresis = Einkoten),
- bei Zwangshandlungen zum Abbau von Frust und innerer Anspannung,
- bei depressiven Verstimmungen, Panikattacken und Blackout-Reaktionen,
- bei Schlafstörungen, Essstörungen als Folge psychischer Belastung bei negativem Selbstwertgefühl und zu großer Empfindlichkeit,
- bei Tic-Symptomatik infolge Stress- und Reizüberflutung.

Die Therapie kann als Einzeltherapie oder als Gruppentherapie erfolgen, je nach Möglichkeit und Qualifikation des Therapeuten.

Was bestimmt den Erfolg einer Verhaltenstherapie bei Kindern und Jugendlichen?

- Schwere und Dauer der zu behandelnden Problematik und deren Ursachen,
- Mitarbeit und Belastbarkeit des Betroffenen und seiner Familie,
- die therapeutischen Möglichkeiten und deren Umsetzung,
- die Fähigkeiten und Erfahrungen des Therapeuten,
- der Einfluss und die Unterstützung des sozialen Umfeldes,
- Überzeugung der Eltern von der Richtigkeit und Notwendigkeit der Therapie,
- als wichtigster Punkt: das gegenseitige Vertrauen.

15 Aktives Handeln bei Verhaltensstörungen, um ihre möglichen Folgen zu vermeiden

Verhaltensstörungen in der Kindheit können der Beginn sein für:

- Eine traumatisch erlebte Kindheit,
- eine schlechtere Schulperspektive, die nicht den eigentlichen Fähigkeiten und der Intelligenz entspricht,
- spätere psychische Erkrankungen mit häufigem Beginn in der Pubertät oder im frühen Erwachsenenalter,
- ein Abgleiten in den sozialen Rückzug (oft mit Drogenmissbrauch) oder in die Kriminalität,
- Spätfolgen in der sozialen Integration mit Arbeitslosigkeit,
- körperliche Erkrankungen infolge von Dauerstress, wie hoher Blutdruck, Übergewicht, Migräne oder Gelenkbeschwerden, sowie
- Essstörungen und Borderline-Persönlichkeitsstörungen.

Deshalb sollten Verhaltensstörungen und ihre Ursachen möglichst verhindert werden. An Bedeutung gewinnt dabei immer mehr eine Korrektur des bisherigen Erziehungsstils mancher Eltern und die Notwendigkeit der Frühförderung zum Erkennen und Behandeln von Wahrnehmungsverarbeitungsstörungen schon im Kindergartenalter. Die Voraussetzung dafür ist eine strukturierte Kindergartenbetreuung nach Spiel- und Förderplänen mit vielen motorischen Aktivitäten, sozialen Spielen mit Training der Sprache und der Wahrnehmungsverarbeitung.

Eine frühzeitige Behandlung ist erforderlich, wenn sich Defizite zeigen, die sich durch Üben nicht beheben lassen. Damit sie nicht die Entwicklung des Kindes beeinträchtigen, müssen die Eltern mit in das Trainingsprogramm einbezogen und entsprechend angeleitet werden.

Durch eine gezielte Förderung vor der Einschulung könnten viele Teilleistungsstörungen verhindert werden. Lese-Rechtschreibschwäche oder Rechenschwäche würden dann nicht mehr zum schicksalhaften Handicap mit all ihren Folgen. Das erfordert ein Umdenken – aus dem bisher rein pädagogischen wird von seiner Ursache her ein Entwicklungsproblem mit Einbeziehung der Medizin. Denn Lesen, Schreiben und Rechnen setzen eine gut funktionierende und harmonisch aufeinander abgestimmte Arbeit vieler Bereiche des Zentralnervensystems voraus. Das erfordert bei allen Kindern bis zur Einschulung ein kontinuierliches Training, damit sie den schulischen Anforderungen gewachsen sind. Das wiederum setzt eine gute Zusammenarbeit der Kindergärten, der Ergotherapeuten, der Eltern, der Schule und der ärztlichen und psychologischen Therapeuten voraus.

Schulische Defizite waren bisher die Domäne der Lehrer. In Zukunft werden aber Auffälligkeiten im Leistungs- und Verhaltensbereich immer mehr zur diagnostischen und therapeutischen Herausforderung für Kinderärzte, Neuropädiater, Psychiater für Kinder und Jugendliche, Verhaltens- und Lerntherapeuten – natürlich in Zusammenarbeit mit den Pädagogen.

Dadurch verschiebt sich die Behandlung vom Symptom zur Behandlung der neurobiologischen Ursache, deren Erfolg dann um ein Vielfaches größer und dauerhafter sein wird.

Bei therapieresistenten Angststörungen, Panikattacken, Zwängen, Depressionen und Borderline-Störungen sollte man immer an eine reaktive Fehlentwicklung denken und ein ADS ausschließen, wobei das ADS ohne Hyperaktivität hierbei eine größere ursächliche Bedeutung hat, weil die Betroffenen mehr im Stillen leiden. Mädchen und Frauen verarbeiten Emotionen anders. Sie reagieren empfindlicher, introvertiert mit Selbstbeschuldigungen, und leiden meist still vor sich hin, was von niemandem bemerkt wird. Sie geben sich schnell auf, resignieren und erdulden hilflos ihre Hoffnungslosigkeit. Ihre Kindheit wird zum traumatisierenden Erlebnis.

Damit es nicht so weit kommt, habe ich dieses Buch geschrieben. Es soll für den Leser eine Hilfe sein im Umgang mit verhaltensauffälligen Kindern und Jugendlichen. Ich habe mich bemüht, den oft übersehenen Zusammenhang von Verhaltensstörungen, deren Ursachen und Folgen aufzuzeigen. Vor allem soll das Buch den Lesern Antwort auf die Fragen geben: Worauf muss ich zeitig achten? Was ist zu tun, um Folgen zu verhindern? Verhaltensstörungen sollten vor allem nicht einfach als Schicksal hingenommen werden, sondern es sollte aktiv nach deren möglichen Ursachen gesucht werden, um sie zu beseitigen.

Literatur für Eltern und Therapeuten

Bösel RM (2006) Das Gehirn. Ein Lehrbuch der funktionellen Anatomie für die Psychologie. Kohlhammer, Stuttgart

Born A, Oehler C (2006) Lernen mit ADS-Kindern. Ein Praxishandbuch für Eltern, Lehrer und Therapeuten. 5. Auflage. Kohlhammer, Stuttgart

Braus DF (2004) Ein Blick ins Gehirn. Bildgebung in der modernen Psychiatrie. Thieme, Stuttgart

Breuer H, Weuffen M (2000) Lernschwierigkeiten am Schulanfang, Schuleingangsdiagnostik zur Früherkennung und Frühförderung. Beltz, Weinheim

Fröhlich-Gildhoff K (2006) Gewalt begegnen. Konzepte und Projekte zur Prävention und Intervention. Kohlhammer, Stuttgart

Fröhlich-Gildhoff K (2006) Freiburger Anti-Gewalt-Training (FAGT). Ein Handbuch. Kohlhammer, Stuttgart

Goleman D (1997) Emotionale Intelligenz. Deutscher Taschenbuch Verlag, München

Herpertz-Dahlmann B (Hrsg) (2003) Entwicklungspsychiatrie. Biopsychologische Grundlagen und die Entwicklung psychischer Störungen. Schattauer, Stuttgart

Köhler T (2001) Biopsychologie. Ein Lehrbuch. Kohlhammer, Stuttgart

Krafft T v, Semke E (2004) Talente entdecken und fördern. Gräfe und Unzer, München

Myschker N (2005) Verhaltensstörungen bei Kindern und Jugendlichen. Erscheinungsformen – Ursachen – Hilfreiche Maßnahmen. 5. Auflage. Kohlhammer, Stuttgart

Ofshe R, Watters E (1996) Die missbrauchte Erinnerung. Von einer Therapie, die Väter zu Tätern macht. Deutscher Taschenbuch Verlag, München

Petermann F (Hrsg) (1997) Kinderverhaltenstherapie. Grundlagen und Anwendungen. Schneider, Hohengehren

Petermann F, Kusch M, Niebank K (1998) Entwicklungspsychopathologie. Ein Lehrbuch. Beltz, Weinheim

Psychologie Heute compact (2004) Abenteuer Erziehung. Was Eltern und Erzieher heute wissen müssen, Heft 188. Beltz, Weinheim

Remschmidt H (1993) Zyklen der Gewalt, Sonderdruck Sozialpädiatrie 12 (S. 635–656). Kirchheim, Mainz

Resch F (1996) Entwicklungspsychopathologie des Kindes- und Jugendalters. Ein Lehrbuch. Beltz PVU, Weinheim

Revenstorf D (1996) Psychotherapeutische Verfahren, Bd. 2 Verhaltenstherapie. 3. Auflage. Kohlhammer, Stuttgart

Schildbach S (2002) Kriminalität: Gen oder soziogen? Neurotransmitter 4 (S. 60–62)

Schmidtchen S (2001) Allgemeine Psychotherapie für Kinder, Jugendliche und Familien. Ein Lehrbuch. Kohlhammer, Stuttgart

Simchen H (2005) Kinder und Jugendliche mit Hochbegabung. Erkennen, stärken, fördern – damit Begabung zum Erfolg führt. Kohlhammer, Stuttgart

Simchen H (2007) ADS. Unkonzentriert, verträumt, zu langsam und viele Fehler im Diktat. Hilfen für das hypoaktive Kind. 5. Auflage. Kohlhammer, Stuttgart

Simchen H (2007) Die vielen Gesichter des ADS. Begleit- und Folgeerkrankungen richtig erkennen und behandeln. 2. Auflage. Kohlhammer, Stuttgart

Spektrum der Wissenschaft Spezial (2004) Das verbesserte Gehirn. Heft 3. Verlagsgesellschaft, Heidelberg

Spitzer M (2003) Nervensachen. Perspektiven zu Geist, Gehirn und Gesellschaft. Schattauer, Stuttgart

Steinhausen H-C (2000) Psychische Störungen bei Kindern und Jugendlichen. Lehrbuch der Kinder- und Jugendpsychiatrie. 4. Auflage. Urban & Fischer, München

Steinhausen H-C (2006) Schule und psychische Störungen. Kohlhammer, Stuttgart

Suchodoletz W v (Hrsg.) (2006) Therapie der Lese-Rechtschreib-Störung (LRS). Traditionelle und alternative Behandlungsmethoden im Überblick. 2. Auflage. Kohlhammer, Stuttgart

Voll B (1998) Das Sisi-Syndrom. Wenn die Seele die Balance verliert. Knaur, München

Weber A, Hörmann G, Köllner V (2006) Psychischen und Verhaltensstörung, die Epidemie des 21. Jahrhunderts? Dtsch. Ärzteblatt Jg.103, H 13 (S. 834–840)

Wedekind D, Bandelow B (2004) Ärztliche Praxis Neurologie Psychiatrie 1 (S. 36–39)

Winkler M, Rossi P (2001) Borderline-Persönlichkeitsstörung und Aufmerksamkeits-/Hyperaktivitätsstörung bei Erwachsenen. Ztschr. Persönlichkeitsstörungen H 5 (S. 39–47) Wolff G (2006) Ein dunkles Gefühl. Haymon, Innsbruck

Stichwortverzeichnis

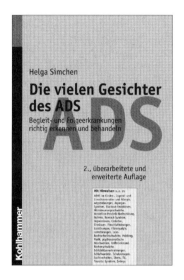
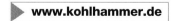

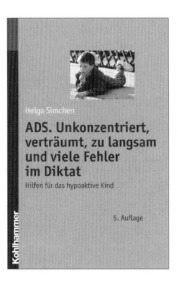
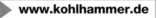

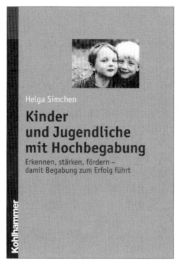

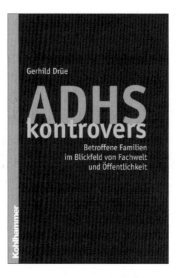
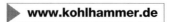